Certains cœurs lâchent pour trois fois rien

Du même auteur

Romans :

Papa et maman sont morts, Point-virgule, 1991 ; rééd. Seuil, « Points », 2012.

Autobiographie d'une Courgette, Plon, 2002 ; Prix Générations (mairie du XVIIe arrondissement de Paris) ; J'ai lu, 2003 ; Flammarion, « Étonnantissimes », 2013.

Au pays des kangourous, Don Quichotte, 2012 ; Prix Cœur de France, 2012 ; Prix Roman de la ville d'Aumale, 2012 ; Prix des lecteurs de la bibliothèque Goncourt, 2012 ; Prix Folire, 2012 ; Prix Plume d'or, 2013 (Plume libre – catégorie Romanesque) ; J'ai lu, 2014.

L'Été des lucioles, Héloïse d'Ormesson, 2014 ; Prix de la ville d'Aumale, 2014 ; Prix Rosine Perrier, 2015 ; J'ai lu, 2016.

Le Vertige des falaises, Plon, 2017 ; J'ai lu, 2018.

Jeunesse :

Inventer les couleurs, Gallimard Jeunesse, « Giboulées », 2019.

Un baiser qui palpite là, comme une petite bête, Gallimard Jeunesse, « Giboulées », 2021.

Nouvelles :

La lumière est à moi, Gallimard, « Haute enfance », 2018 ; J'ai lu, 2021.

Ouvrages collectifs :

24 histoires du Mans, Belfond, 2017.

Un couple, une ville, Charleston poche, 2019.

L'enfance c'est…, texte illustré par Jack Koch, Le Livre de poche, 2020.

Gilles Paris

Certains cœurs lâchent pour trois fois rien

Récit

Flammarion

ISBN : 978-2-0815-0094-5

À Laurent Paris
À Geneviève Paris

« Rien n'existe tant qu'on ne l'a pas écrit. »

Virginia WOOLF

Avertissement

Ce livre n'est pas une autobiographie, mais des éclats de vie pour mieux comprendre les méandres de la dépression. Je n'ai pas vraiment cherché non plus à en trouver les causes. Elles sont multiples et sinueuses. S'en approcher, c'est s'en éloigner en même temps. Deux dépressions ont peu de choses en commun. Tenter de les cerner comme les chiens en meute traquent le gibier à la chasse serait une erreur. La bête a souvent le dernier mot, avant qu'on puisse la terrasser par sa propre volonté et le traitement médical adéquat. Je suppose que ma vie ressemble plus au dernier chapitre dans ses moments les plus exaltants, mais je ne peux nier ces trente années de combat que j'ai voulues sans fard. Soit la moitié de ma vie à réfléchir aussi à tout ce que mon père m'a fait ou pas, emmêlant le fil de ces années sombres. Comme le souvenir intact d'une photographie que je n'ai pas cherché à embellir, ni à modifier pour mieux émouvoir. Plutôt que de diriger la mémoire à mon avantage, je me suis abstenu d'en parler. Entre deux dépressions, j'ai eu la chance de vivre normalement et de supporter la menace d'une épée de Damoclès. Je suis heureux de la vie que j'ai menée, elle ressemble à celle de milliers d'autres personnes. Il vient une heure où chacun doit affronter ses démons pour mieux s'en libérer. J'aime être un parmi tous. Un anonyme dans la foule. Un inconnu célèbre que personne ne reconnaît. Je me suis défendu contre la bête, pas question d'être dominé par elle. Entrez dans ma vie, comme on entre dans une danse.

Lettre au père

Je te tutoie encore. C'est tout ce que j'ai en tête, quand ma vie, entre tes mains, s'est réduite au silence. Je ne commencerai pas cette lettre par « Cher papa », rien de toi ne m'est cher. Ces deux syllabes, pa-pa, se répètent comme un refus. Si au moins j'avais pu, pas à pas, me rapprocher de toi. J'entends juste une négation : pas de papa. Le vide abyssal où je tombe depuis soixante et un hivers.

Je me relève l'été, j'aime la chaleur sur mon corps, la mer qui m'avale, ma peau qui brunit. Je ne connais rien de tes étés à toi, juste une chaise longue sur un carré de pelouse verte où tu lis l'un de mes livres qui ne t'est pas dédicacé, et ne le sera jamais. Plus rien ne nous lie, si ce n'est cette photo envoyée par ta femme sur mon portable, où tu essaies sûrement de me dire que tu t'intéresses à moi, quand rien de toi ne me soucie en retour. Tu as pris du ventre avec les années, je m'évertue à le perdre à chaque dépression, comme le poids trop lourd de notre histoire.

Maman me prend pour toi depuis que tu es parti. Plus de quarante ans déjà. Les conversations se terminent mal entre elle et moi, un dialogue de sourds qui laisse ses empreintes et ne règle aucun compte. Je ne te ressemble pas, pourtant. J'ai choisi d'être écrivain alors que tous les mots de la terre nous séparent. J'aime les hommes. Toi, ta nouvelle famille.

Je suis devenu attaché de presse, par hasard, pour communiquer, puisqu'avec toi il n'en est rien. Je n'ai pas de haine à ton égard, cela ressemblerait trop à de l'amour. J'aime te savoir loin : je n'ai pas peur de te croiser quand je marche au hasard des rues. Je n'ai rien de toi, ni ton adresse postale, ni ton portable, ni d'anciennes photographies, toutes jetées, brûlées ou disparues. Je t'imagine avec tes cheveux gris épars, tes petites veines éclatées comme un trop-plein de colère, agacé comme autrefois quand tu me regardais sans me voir, les mots sautant de ta bouche comme des balles qui ne m'ont pas tué. Tu as essayé pourtant, ta colère l'emportant sur la raison.

Je n'avais pas vingt ans et tu t'es comporté comme un salaud dans mon premier appartement, rue Eugène-Manuel. Tes poings sur moi, tes coups de pied dans mon ventre, dans ma tête. Ce jour-là, une personne dont j'ignore tout m'a porté sur son épaule et déposé dans un hôpital. Je l'aurais aimé, cet inconnu qui passait devant mes fenêtres et m'a sauvé.

On ne m'a pas appris à te rendre la pareille. Ni toi, ni personne. C'est peut-être ce que je suis en train de faire avec cette lettre. J'aurais dû réagir avant, t'en coller une. Je t'ai laissé me faire mal. L'extérieur ce n'est rien, la peau cicatrise. Mais en dedans, rien ne me réparera.

Je danse dans les rues quand personne ne me regarde. J'essaie de rendre ma vie plus insouciante, et tu n'y es pas le bienvenu.

La vie n'est pas une voie romaine.

Dans mes cauchemars tu me frappes encore, jamais satisfait, moi non plus puisque je te laisse me cogner sans réagir, comme une règle interdite. Les médecins ne s'intéressent alors qu'à mes angines, aussi blanches que la poudre que j'inhale la nuit. Je me suis tu pendant des années. Je n'ai pas cherché à me libérer auprès d'un psychologue, d'un ami, encore moins de ma famille. Je me suis défoncé, abusant de cocaïne et de vodka, j'ai frôlé le bord des abîmes, reconnu si peu le visage verdâtre dans le miroir. Accroupi au-dessus du siège des toilettes, toutes couleurs aspirées, j'ai reniflé la mort, serrant le poing, froissé comme des feuilles sèches éparses que le vent emporte. Je me déprécie à ce jeu. Je te donne raison. Je me brûle, je me fais mal, j'écrase des cigarettes dans la paume de ma main, sans souffrir, car tout ce que je retiens, c'est cette blessure inguérissable que tu m'as faite. Elle revient comme un boomerang et cogne à ma tempe. Parce que je n'ai pas réagi, parce que je n'ai pas osé lever la main sur toi, je pensais m'être condamné à aimer le mal, à le chercher la nuit comme un fauve, ne sachant plus comment conjuguer le verbe « aimer ».

Quand je tombe la première fois, je t'appelle. Nous ne nous sommes pas vus depuis quatorze ans. Je me souviens de nos pas dans les allées du parc, de la brume en hiver. La lumière se fait rare, le froid, lui, te ressemble, il s'insinue. En sortant de cette clinique, je viens te voir dans ta maison, près de Vichy. Tu me cognes plus fort en niant ce qui s'est passé chez moi. Je crois un moment en perdre la raison. Cela me hante encore. J'aurais tout inventé. Un écrivain-né. Un écrivain mort-né.

Une année plus tard, tu reconnais tes torts. J'aurais dû te frapper. En finir. Mais je suis juste cette écorce qui protège l'arbre. Seuls les mots dansent entre mes doigts. Fra-Gilles, et fort à la fois. J'encaisse, je prends les coups, j'esquive, je tombe, je me relève chaque fois. J'aime, je donne tout, je suis excessif, je ne sais rien faire à moitié. Je me tiens en équilibre sur les frises des falaises. J'ai peur du vide, j'ai peur de moi. J'ai dix ans, plus de soixante ans, bientôt cent ans. Tout ce que tu as laissé derrière toi s'est étiolé. Maman, ma sœur et moi tenons presque debout, c'est un miracle. Toi, tu as ta nouvelle famille avec Évelyne devenue Laura, et Marie-Diane, une deuxième sœur, ma demi- rien du tout. Elle nous traite de dingues, ma sœur Geneviève et moi. Elle n'a pas tort en ce qui me concerne. Les cliniques spécialisées, je connais. Je m'y suis frotté comme on s'arrache la peau, à vif. J'y ai séjourné après avoir avalé trop de pilules, des blanches, des roses, avec un peu de whisky ou de Martini rouge. Que la fête commence ! J'y ai connu toutes sortes de vies, des vies en marge, ou brisées, j'ai appris que lorsque la roue tourne, ce n'est pas toujours pour avancer. Les hôpitaux psychiatriques sont pleins de gens qui ont baissé les bras, qui fument une cigarette sur un banc, le regard vide, les épaules tombantes. J'ai été un parmi eux. J'ai fréquenté des dizaines d'hôpitaux, à Paris, en banlieue et à Montpellier, où tu n'es plus jamais venu me voir. Je ne t'ai appelé que la première fois.

Pour pardonner, il faut commencer par soi-même. Je l'ai fait en me réveillant, des électrodes sur la poitrine, survivant au pire. L'hiver 2016, un médecin m'a dit doucement que j'avais eu de la chance. « Certains cœurs lâchent pour trois fois rien. » La douceur me fait toujours réfléchir. Avec ce que je tenais au creux de ma paume, quelqu'un d'autre y serait resté. Toi ?

J'ai publié huit livres. Chacun est une réponse à ta violence, à ton absence, à ces mots entrés en moi comme un glaive, juste avant que je perde conscience, du sang plein la bouche. *Tu ne vaux rien. Tu ne feras jamais rien de ta vie. Tu es une merde.* Parfois, je le pense vraiment. Je me détruis, je m'isole, je suis incapable d'amour, incapable de donner. Tu gagnes, un instant.

J'aspire les endorphines de mes leçons de sport, comme je me penchais autrefois sur les lunettes des toilettes. Cristaux blancs et pluie cinglant mon visage. Rien ne me retient, ni la neige, ni la bourrasque, ni le froid qui me gèle les doigts. Je suis un *warrior*. Quand je boxe, la cible te ressemble, j'essaye de rattraper le temps perdu.

Je me suis marié pour conjurer le mauvais sort. J'ai épousé Laurent. Vingt ans de vie commune et d'hôpitaux psychiatriques. Parfois, Laurent en a assez, il ne supporte plus ma tête trop pleine, le cendrier débordant, mon regard qui n'en est plus un, mais il reste auprès de moi, et nous t'oublions dans ta maison où je ne me rappelle rien. Ni la couleur de tes canapés où nous avons à peine parlé, ni celle de tes yeux : je ne les ai pas assez regardés.

Un ami cher m'a demandé de t'écrire cette lettre. Toi qui n'en as jamais eu, ni reçu un seul mot de moi. Une boîte de Pandore que j'ouvre sans peur. Je ne crains plus rien de toi. Tu dois être vieux maintenant, auprès de ta femme, de ta fille, à peindre des tableaux surgis de la pénombre de tes rêves, après ce métier d'architecte que tu as tenté, en vain, de m'enseigner. Déjà, tout ce qui venait de toi ne m'intéressait pas. Peut-être que tu ne peins plus. Tu attends juste que ton heure vienne.

Je ne suis pas obligé de t'aimer. Je l'ai compris depuis peu. Pas plus moi que toi, d'ailleurs. Ni ma mère qui finit ses jours dans une maison de retraite. Quand on me demande le livre que je préfère parmi ceux que j'ai écrits, je réponds invariablement : « Demanderait-on à un père lequel de ses enfants il préfère ? » Ma sœur a toujours eu ta préférence. Je ne lui en veux pas. J'ai sept enfants livres, huit avec celui-ci. Ils sont toute ma famille, tout comme ceux que j'aime sans limites, car je n'ai pas appris à aimer autrement. J'ai tant d'amour à donner pour rattraper celui que je n'ai jamais eu avec toi. Ton avis est forcément différent du mien, mais je ne tiens pas à le connaître, ni à devenir un jour ton père. Je n'ai pas choisi cette voie.

J'ai dix ans, plus de soixante, bientôt cent ans, tu peux t'éteindre. Pour moi tu l'as fait depuis longtemps. Récemment, Geneviève m'a appris que tu perdais la tête. Je sais ce que c'est. Je l'ai perdue, à ma manière, à huit reprises.

Je me souviens de cette odeur de cuir nauséabond dans la Mercedes que tu conduisais. Elle est indissociable de toi. J'ai couru un jour derrière cette voiture. Tu avais fui notre bel appartement, je voulais savoir où tu allais. Mais tu t'es éloigné avec cette odeur qui a imprégné ma mémoire et je me suis retrouvé seul dans un quartier inconnu. J'ai marché, sonné, abandonné par toi pour longtemps. Des années plus tard, je me suis réveillé dans un lit qui n'était pas le mien. J'y étais seul, sans un mot. J'ai fait le tour de cet endroit, sans rien reconnaître. Je suis parti laissant un *merci* écrit sur un ticket de métro. Je n'ai jamais su qui m'avait recueilli au bout de cette nuit-là. J'imagine un père absent veillant sur moi.

Je t'ai longtemps cherché parmi des hommes de ton âge, avant d'y renoncer. Tu n'étais jamais là. J'avais envie d'une vie sans toi, ce que j'ai construit au fil des ans, avec Laurent. Nous sommes devenus toi et moi deux inconnus, séparés par des centaines de kilomètres et nos milliers de pensées éparses. Je ne fais plus le saut de l'ange, j'apprends à dire « je t'aime » et à croire en moi. Je ne me sens plus obligé en rien en ce qui te concerne. Je suis délivré de toi et j'avance entre les mots et la ponctuation. Tu n'es plus qu'un point isolé dans un livre. Un point final.

Mélancolie

La mélancolie entre en moi. Elle préfère l'automne ou l'hiver, les lumières grises et les brumes qui recouvrent les parcs des institutions psychiatriques. Elle obscurcit les âmes et s'y réfugie tout entière. Elle évacue la joie et la bonne humeur. Les plafonds, le ciel, même, ressemblent à un couvercle en verre sous lequel je peine à rester droit. Je n'ai plus rien d'un I majuscule. Tout juste un e rabougri. Je regarde le sol. J'ai cent ans. L'âge de maman, penchée sur son déambulateur.

La mélancolie prend toute la place. Elle étire ses pattes visqueuses dans mon corps qui s'engourdit à sa merci. Elle se débarrasse du passé et de l'avenir. Elle m'oblige à vivre le présent comme seul horizon. Elle n'aime ni la vie, ni les couleurs. Elle m'ôte l'espoir, l'envie et le désir. Hippocrate la définissait autrefois comme un trouble des humeurs. Les médecins ont emprunté ce doux nom de mélancolie pour décrire cette maladie mentale qui développe le sentiment d'incapacité, la tristesse profonde, l'absence du goût de vivre. Elle survient sans prévenir. À peine ai-je senti une grande nervosité, la fatigue et le vain sentiment que plus rien ne semblait possible. Les peurs grimpent comme le lierre sur l'arbre. La panique poursuit la raison et souvent la rattrape. La dépression me possède, elle dédouble ma personnalité, tout en laissant ma conscience intacte. La tristesse m'envahit, plus rien ne me fait sourire. Tout relève alors d'un effort surhumain. Pourquoi me lever le matin, alors que la bête resterait au lit à ne rien faire, sinon dormir ? Pourquoi se laver, aller jusqu'à la salle de bains qui me paraît si loin ? Ou rester sous la douche tandis que l'eau coule, que mon corps s'affaisse sur le carreau et que l'eau tiède le recouvre d'une fine pellicule, pareille au placenta d'une mère ? Pourquoi répondre au téléphone et dire que tout va mal quand personne ne m'écoute vraiment ? Et tous ces gens qui s'inquiètent et m'envoient marcher ou courir, quand tout ce qui m'intéresse est une mort lente, sombrer dans le noir, avaler des somnifères jour et nuit pour que le corps épuisé trouve enfin sa place. Cette bête en moi retient toutes les horloges du monde. Le temps ne sera plus le même, tant que l'animal me domine. Il va falloir égrener les heures comme un sablier filmé au ralenti. Pas seulement parce que la zone cérébrale est atteinte et que certains efforts ressembleront à des poids trop lourds. Tout ce que j'entreprends est retardé par la dépression, et le temps qui joue un rôle essentiel dans l'évolution de la maladie mentale me paraît hors d'atteinte. Le regard que je porte sans cesse à ma montre, au réveil, me renvoie à un film d'anticipation où l'heure serait presque toujours la même.

La nourriture n'a plus le même goût. Elle ne me rassasie plus, elle me dégoûte. Avec les médicaments, il me faut constamment boire de l'eau, ce liquide qui, très vite, provoque en moi la nausée de vivre, comme un sentiment de noyade, de submersion. Chaque gorgée me donne envie de vomir mes tripes. Ma vie résiste, goutte d'eau débordante et dérisoire.

À la nuit tombée, j'éteins une à une les lumières trop fortes qui m'éblouissent. J'observe les fenêtres d'en face. Ces hommes, ces femmes, à l'intérieur, qui se déplacent. J'envie leur vie sans la connaître. Je l'imagine forcément meilleure que la mienne. Je laisse le courrier s'accumuler. Le portable est sur silencieux, je ne supporte plus le moindre bruit. Je ne décroche plus. Je ne poste plus rien sur les réseaux sociaux, cette idée d'un bonheur imposé. Je suis incapable, le soir, de regarder mes mails. Je ne veux voir personne. Je n'ai plus rien de social à part Laurent qui me protège, et ne m'en voudra pas de me taire. La télévision me remplace. Et mon chien Franklin, un beagle, se colle constamment à moi. J'ai parfois l'impression qu'il me comprend mieux que quiconque.

Emmuré en moi-même, bientôt je confonds les jours. La tristesse est dans mon regard, dans mes gestes lents, dans ma bouche qui refuse de s'ouvrir. Les messages s'accumulent sur le répondeur de mon portable. Depuis combien de temps ne suis-je pas passé sous la douche ? Depuis combien de temps n'ai-je pas donné de mes nouvelles ?

Je franchis la porte de la salle de bains. Je me lave, mains hésitantes sur mon corps nu qui me semble lourd. Je me sèche. Je m'habille lentement. Rien ne va avec rien. Je m'en fiche. Je vais voir un médecin. C'est le début d'un long processus. Le tout premier pas, vacillant, vers la guérison. Je n'y pense même pas.

Les rues sont sinistres. La foule m'effraye. Je reste planté au-dessus des marches du métro. Je ne peux pas les descendre. J'ai peur de tomber. Peur de tout. Je m'engouffre dans un taxi. Je transpire. Je donne une adresse et je prie pour que le chauffeur m'oublie à l'arrière. Dans la salle d'attente, je choisis une chaise isolée. Je regarde furtivement les visages. Les âges. La bête est insatiable. Elle prend tout. Rue Garancière, cet hiver 2016, tous ces malades m'ont paru si jeunes.

Dans le bureau d'un psychiatre, je ne résiste plus. Je pleure. Je parle en même temps. J'en ai assez. Je suis en colère. J'ai brûlé des cigarettes au creux de ma main, autrefois, pour mieux me faire comprendre. Quand je tombe, chaque fois, j'entends la voix du père. Ses mots. *Tu es une merde.* Et là, devant ce psychiatre qui me regarde avec bienveillance, comme un père normal le ferait, j'ai envie de poser ma tête sur son épaule et de sentir sa main caresser mes cheveux. Je l'invente, cette caresse. J'en ai tant besoin.

Je fais disparaître l'ordonnance dans la poche de mon pantalon.

Je vais devoir téléphoner au bon docteur M. et reprendre mes séances de psychanalyse. Parler de moi, de mes petites lâchetés, de mes défauts soigneusement cachés que seul Laurent connaît bien, des hommes de ma vie, de mes amants, de mes excès. De Lui. Je vais guetter les rares phrases du docteur M. quand il me reprend et me demande d'aller plus loin. Je me déprécie. *Tu ne feras jamais rien de ta vie.* Je m'abîme.

Quand vient la dépression, à ce moment précis, je ne déteste pas ce lâcher-prise où je n'ai plus à me soucier de rien. Juste un trou dans lequel je tombe sans me soucier de la chute. Que pourrais-je faire d'autre dans une piscine dont j'ai touché le fond, sinon donner le coup de pied qui me ramène à la surface ? Si paresser au sol est tentant quand plus rien ne me sourit, je sais *in extremis* que rien n'est joué et que la vie en vaut vraiment la peine. Je mets juste un certain temps avant d'en être sûr. C'est plus facile de ne pas faire de choix. Les mots et les images peuvent être trompeurs, tout comme les sentiments. Rien ne résiste au temps. Je me dis juste que tout cela n'était qu'un long moment d'hésitation. Et hors de l'eau, j'apprécie enfin de respirer comme si je m'en étais abstenu pendant toute la durée de la dépression.

Comme si la maladie n'avait été qu'un long temps d'apnée.

Huit dépressions en trente ans de vie

Huit.

J'en ai traversé huit, en trente ans de vie.

Les sept premières ont été suivies d'hospitalisation, de quinze jours à plus d'un an. L'image dominante qui me revient à l'esprit, ce sont les bancs dehors, où je m'assois en silence, les jambes serrées, une cigarette au bout des doigts, le regard ailleurs, la mémoire absente. Parfois, j'y bois un café que je suis allé chercher à la cafétéria, et je me souviens brièvement de plages et de petits déjeuners avec Laurent, au Mexique ou en Italie. Ma vie d'avant. Un rayon de soleil un peu glacial s'attarde sur ma nuque, mon visage, mes mains nues. Je reste des heures à ne rien faire, imaginant la chaleur me rendre, un instant, la vie que la bête m'a volée. Je suis un parmi les fous. Laurent est à la maison, ce *chez nous* qui ne veut plus rien dire. Les premières permissions de sortie sont catastrophiques. Je reconnais peu l'appartement où je vis. Je suis un visiteur pressé. Je veux rentrer chez moi, à l'hôpital. Là-bas, au moins, je suis un sans domicile fixe avec toit. Je range ma vie d'avant dans un mouchoir, au fond de ma poche. Elle ne tient à rien.

J'ai parfois un ou deux compagnons de banc, aussi peu bavards que moi. Nos jambes se touchent, ça me rassure. Je ne suis plus seul. Nos têtes penchées ne regardent rien de précis. Plongés dans nos pensées abyssales, la tempête est intérieure. Je ne me souviens d'aucun prénom. Je n'ai jamais revu un seul patient au-dehors. Je n'ai pas cherché à les revoir. Les médecins me le déconseillent. Je sais de toute façon que ma vie d'après ne sera pas avec eux. Pourtant, durant chacun de mes séjours, ils sont tout pour moi. Plus importants que Laurent, que mes proches. J'ai une autre vie à l'hôpital. Je suis là pour guérir. Je cherche leur présence pour partager en silence nos solitudes et nos liens qui me paraissent aussi contraints que les racines entremêlées des figuiers. Il nous arrive d'échanger quelques mots, des phrases bancales sur un instant de nos vies. Une pelote dont on a bien du mal à tirer le fil, sachant que le pire est à venir. Je leur dois beaucoup, à ces hommes, à ces femmes, assis près de moi, qui trouvent en eux la force de m'aider, comme si mon histoire méritait que je m'en sorte et pas eux. Ils me montrent le chemin à prendre pour rejoindre le grand boulevard. Leurs mots choisis ne me heurtent pas. Ils sont évidents et logiques dans le grand désordre qui m'anime. Un moment où je peux enfin relever la tête.

Dans ces institutions psychiatriques, je ne connais, pour la plupart, que des personnes fragiles et humaines, des êtres à l'extrême gentillesse, si seuls que je me reconnaîtrais presque en eux. Dépressifs. Bipolaires. Schizophrènes. D'autres sont dangereux pour eux-mêmes, ils sont enfermés dans des ailes où je ne suis jamais allé. J'en ai peur, comme d'un clown surgissant du noir. J'ai toujours été curieux des autres, pourquoi serais-je différent dans les hôpitaux ? Je sais que certaines confessions peuvent me bouleverser, que toute cette violence aura un effet néfaste sur mes nuits d'insomnie. S'intéresser à l'autre est aussi pour moi un pas vers la guérison, même si, là-bas, je ne l'envisage pas ainsi.

En revanche, je fuis ceux qui déversent leur vie comme on viderait ses ordures à mes pieds. Ceux qui se comportent comme si j'étais n'importe quel confident, détaché de toutes ces existences moribondes, violées, battues, sans domicile, errant d'un hôpital à l'autre, avant que la rue, ou ce qu'il reste de leur famille, ne les reprenne. Je les fuis entre ces murs et au-delà. J'ai mes limites. Tous les dingues ne sont pas enfermés.

J'ai aimé cette clinique à Montpellier, La Lironde, dont je parle dans mon troisième roman, *Au pays des kangourous*[1], à l'intérieur de laquelle un grand parc, ceint de pins parasols, laisse résonner l'étrange chant des grillons lié à mon enfance, l'été, à Majorque. Une femme âgée s'abrite toute la journée sous un parasol et fait d'interminables réussites. Rien que ce mot, dans un lieu pareil, relève du miracle. Je prends l'habitude d'en faire, tout comme elle, partout où je séjourne. Cette vieille femme a de longs cheveux gris qu'elle n'attache jamais. Ils pendent autour d'elle et le vent joue avec eux. Elle attire la sympathie par un sourire lumineux qui m'enrobe tout entier. Je reste assis à ses côtés et la regarde, fasciné, manier ses cartes avec des ongles vernis en rouge grenat. Elle lit les lignes de la main, aussi, et nous promet à tous un avenir loin de cette clinique. Un avenir, mais lequel ? Je me suspends au sourire de cette femme âgée qui n'est rien pour moi mais me fait penser à ma grand-mère paternelle, Jeanne. Elle porte des robes très larges et unies, blanches ou ivoire. Ses pieds sont nus. C'est l'été. Mais l'été ne veut pas dire grand-chose dans une clinique psychiatrique. La souffrance n'a pas de saisons. Son sourire réchauffe mon cœur meurtri. Je m'accroche à cet avenir qu'elle nous promet loin de cette clinique à Montpellier. Sa famille a honte d'elle. Aucun de ses enfants ou petits-enfants ne vient lui rendre visite. Alors, le jour de son anniversaire, on se cotise tous pour lui offrir le plus beau des bouquets de fleurs.

À la sortie de la clinique, il y a un bus qui nous emmène à Montpellier. Trois d'entre nous ont obtenu une permission de sortie. Je récupère un peu d'argent au coffre. J'ai peur qu'on me le vole dans ma chambre. On s'assied à l'arrière du bus avec le sentiment que tous les voyageurs nous observent. Nous, les dingues, bien sagement assis, qui regardons la vitre sale du bus sans voir le paysage défiler. Le bus s'arrête sur la place de la Comédie. Toute cette foule réunie aux terrasses des cafés me donne le vertige. Je l'imagine nous montrer du doigt, mes yeux ne quittent plus le trottoir. Chez le fleuriste nous hésitons longtemps, sûrs de rien, enivrés par la senteur des fleurs à laquelle nous ne souhaitons pas renoncer. Les clients nous dépassent un à un, le fleuriste va fermer. Je me demande s'il est marié, heureux avec sa femme, s'il a des enfants. À un autre moment de ma vie, je lui aurais posé la question. Au retour, je porte le bouquet. Il m'encombre, je ne vois rien, de l'eau coule sur mon short. À la clinique, on dirait que je me suis pissé dessus. Je noue mon pull devant.

La vieille dame pleure. Je n'ai jamais vu d'aussi grosses larmes, de vraies perles sur son beau visage. L'émotion me gagne. J'essaie de la contenir. Si je pleure à mon tour, plus rien ne m'arrêtera. Je prends sur moi. Quelqu'un attrape une guitare, deux femmes chantent, les autres dansent entre elles, serrées, leur tête échouée sur l'épaule de l'autre.

« On n'est pas bien ? » me dit mon voisin, en me tapant sur le genou.

Certains cœurs lâchent pour trois fois rien

J'oublie presque les raisons qui m'ont fait venir à Montpellier. Mon psychiatre, le docteur P., me veut loin de Paris et des tentations. Loin de mes proches qui disparaissent comme une voiture au tournant.

« Oui, on est bien », je réponds à mon voisin, à qui il manque plusieurs dents.

Cet homme a le sourire d'un enfant.

Dépressif et presque heureux

J'aime nager à Montpellier. Je prends le bus jusqu'à la place de la Comédie. Je marche et traverse le centre commercial où je fuis les lumières blafardes des néons. Je ne suis tenté ni par les magasins, ni par leurs promotions. Rien ne me fait envie, j'ai peur. Un panneau pourrait se décrocher. Le sol, s'ouvrir sous mes pieds. Le plafond, s'affaisser. Un tueur, surgir d'une boutique et me prendre en otage. Je suis à deux doigts de paniquer. J'évite les regards sur moi. Si seulement je pouvais disparaître.

Les longueurs que je fais à la nage dans cette piscine olympique à Montpellier sont gravées en moi. Je m'en souviens comme si c'était hier. Je lutte contre les courants de ma pensée, affaiblie par les prescriptions médicales. Je vais d'un mur à l'autre, je plonge sous l'eau en donnant un sérieux coup de pied pour aller de l'avant. Je nage en brasse coulée, avec bonnet et lunettes. Je porte un slip de bain trop petit, mais dans l'eau qui s'en soucie à part moi ? Je l'ai acheté dans un distributeur, à l'entrée de la piscine. Je n'ai pas pensé à la taille. À bout de forces, je m'impose chaque fois deux longueurs de plus. Tout cela ne relève pas non plus de l'exploit, je ne fais qu'un kilomètre. Je sors de l'eau exténué, le souffle court, le corps chaud. Je sens mon cœur s'affoler. Je m'enroule dans une serviette, prends une douche, restant longtemps sous l'eau tiède, et regagne les vestiaires.

Je ne suis plus le même homme. Les endorphines m'ont, pour un instant, rendu un peu de fierté.

En retraversant la galerie commerciale, je m'achète un maillot à ma taille.

J'ai le sentiment de redevenir normal, avant que la réalité me rattrape dans le bus. Je suis à La Lironde pour me soigner. Toute ma vie d'avant est suspendue à mon retour, à cette guérison que désirent tous mes proches, Laurent en tête. Je suis au maximum des prescriptions, et tout s'en ressent. Je vis isolé par les murs hauts des hôpitaux psychiatriques qui me rassurent. Une épidémie aurait décimé la planète, je n'en saurais rien. Je ne regarde pas les journaux télévisés. Je n'écoute pas la radio. Je suis incapable d'ouvrir un magazine. Sinon, je m'imprègne du malheur du monde. J'attrape la douleur d'autrui comme la gale. La détresse me fend et s'enfonce en moi comme une épée. Ma tête est saturée de tout analyser autour de moi. Un radar qui ne me laisse en paix que la nuit. J'en ai testé, des antidépresseurs, pour calmer cet état. Des nouvelles familles qui entrent dans le sang en vingt-quatre heures. Il faut bien essayer : tous les dépressifs sont des cobayes. Jusqu'à trouver le bon comprimé et s'y tenir. Le seul antidépresseur qui m'a toujours aidé est un des tout premiers à être développé au début des années 1960 par un fabricant suisse, et utilisé depuis par le monde entier. L'Anafranil. Un mois pour se diluer dans mon sang. Effet secondaire : il fait sérieusement prendre du poids, augmente les tremblements, fait transpirer. Quant au lithium que j'absorbe depuis plus de quinze ans, il ouvre l'appétit. Mon corps est devenu un Yo-Yo au fil des ans. Je suis passé de soixante-dix à cent vingt kilos. Et inversement, sans jamais redescendre en dessous de quatre-vingt-cinq kilos. En dehors des dépressions, j'évite les plats en sauce, le pain, je me nourris de poulet salade, de tomates mozzarella, de dorades, et souvent de chocolat au lait, seul péché de gourmandise. Je cherche toujours à perdre du poids. J'en reprends nécessairement en sortant de dépression. J'ai des pantalons pour période post-dépressive, et d'autres pour quand ça va mieux…

Je découvre à quel point le sport me fait du bien. Et comme je ne fais rien à moitié, lors de ma plus longue dépression, qui dure deux années (j'ai quarante-trois ans), je fais cinq heures de sport par jour pour remonter la pente. On habite le IXe arrondissement de Paris avec Laurent, il y a une salle de sport tout près de la rue Mayran, dépendante de la mairie. J'essaye tout : le yoga, la sophrologie, la gymnastique, le step, j'enchaîne les cours les uns derrière les autres.

Je suis directeur du service de presse des éditions Plon, un directeur fantôme, absent depuis plus d'un an. Le patron, Olivier Orban, est un homme bien. Je reçois mon salaire pendant mes deux ans d'absence. Et quand, une fois guéri, je quitte cette maison d'édition, je perçois à nouveau deux ans de salaire. De quoi envisager l'avenir que me promet la vieille dame de La Lironde. Je passe mes journées en tenue de sport, bien loin des costumes que je portais chez l'éditeur. Ce temps est révolu aujourd'hui. Je vis près de l'ancienne adresse des éditions Plon, rue Bonaparte. J'y vois parfois exposer des sacs Loewe, j'entraperçois ce bel escalier qui serpente de chaque côté. Depuis, Plon a déménagé deux fois dans le XIIIe arrondissement, Olivier Orban n'en est plus le patron et je continue d'y publier mes romans après quinze ans d'interruption. La roue tourne. Pour moi, une expression forte : c'est dans les hôpitaux que les patients, parfois, l'utilisent, mais dans le sens inverse. Je n'aurais jamais envisagé que la roue de la chance puisse être celle de l'infortune.

Tout et son contraire : on apprend dans les épreuves qu'on ne peut jamais être sûr de rien. Et que l'espoir est le seul moteur qui fait avancer. Même les fous espèrent.

Toujours cette obsession de l'argent qui peut manquer et ma peur viscérale de finir un jour comme un clochard, oublié de tous. Si je les évite aujourd'hui, c'est parce que je me reconnais en eux. Et cette pièce que je glisse dans leur main, cherchant à effleurer leur peau, est en vérité une aumône que je me fais à moi-même.

Je pense souvent aux paroles si justes d'Alain Souchon dans *Foule sentimentale* :

Oh là là, la vie en rose
Le rose qu'on nous propose
D'avoir des quantités de choses
Qui donnent envie d'autre chose
Allez on nous fait croire
Que le bonheur c'est d'avoir
De l'avoir plein nos armoires
Dérisions de nous dérisoires

En fait, je n'ai pas besoin de grand-chose. Mon ordinateur, mes cigarettes en attendant que j'arrête, et mon prof de gym.

Maxime m'est indispensable. Il me fait travailler deux ou trois fois par semaine, quel que soit le temps, dehors, près de chez moi, et ses séances me forcent, parfois, à me dépasser. Les sauts à la corde, les pompes, la course, le gainage, les appareils m'offrent cette endorphine dont je suis devenu dépendant. Ma dernière dépression remonte à quatre ans maintenant.

Je n'ai jamais failli à une seule séance. L'antidépresseur et le neuroleptique pèsent sur mes efforts. Il y a dans la dépression un ralentissement neuronal qui m'a souvent freiné, aussi bien dans le travail que dans le sport. Se battre, c'est aussi franchir certaines barrières, ne pas s'écouter sans cesse.

Toute ma vie, j'ai douté de moi. J'ai intégré ces mots à mon insu, *Tu es une merde, tu ne feras rien de ta vie.* Le moindre échec me ramène à eux, à Lui. Pourtant, je le sais, je n'ai qu'à regarder en arrière, j'ai fait quelque chose de ma vie. Ces lecteurs que je croise dans les salons et les librairies, tous ces mots encourageants qui me remontent le moral. Ou encore ces échanges au hasard des réseaux sociaux, conversations dans l'intime, délivrance de nos fardeaux. Et, surtout, mon cercle rapproché, Laurent, mes amis, ma sœur, qui ont connu mes chutes et mes hospitalisations et m'ont aidé, lentement, à remonter ces pentes ardues et, avec le temps, à moins douter. Je me méfie du succès, il est éphémère. Il fait du bien, mais il reste un écran de paillettes. Je ne suis véritablement heureux que lorsque j'écris, fais du sport, et dans mon quotidien avec Laurent.

Pratiquer des exercices régulièrement contribue largement à mon équilibre. J'en ai fait aussi dans certains des établissements psychiatriques où je suis allé. Mais rien à voir ! Je me souviens de patients s'endormant pendant une séance, d'autres peinant à lever la jambe, d'un professeur habitué à ces sportifs de l'instant, assommés par leurs prescriptions et leur mal-être. Je me rappelle aussi mes étranges escapades à la plage, avec d'autres malades, à Montpellier. Deux bus différents pour y arriver, et la plage familiale au bout de la route. Pas d'endorphines sur ce sable chaud, la mer si près, et notre petite bande, tout habillée, assise en rang d'oignons, tels des oiseaux sur un fil électrique, les pieds dans les baskets. Je me déchausse, retire mes chaussettes, les autres en font autant. On regarde le bleu, droit devant, dans lequel on noie nos peines. On peut être malheureux au bord de la mer, cela, je l'ignorais avant La Lironde, et observer le bonheur des autres avec indifférence, ou le ressentir comme une souffrance.

Un enfant rit. Une femme se crème. Deux garçons courent dans la mer et s'éclaboussent. Le soleil cogne. Cogne comme nos douleurs intérieures. La fille à côté de moi est orpheline, sa grand-mère l'a enfermée dans un cachot plusieurs mois en la nourrissant de pain et de confiture. Le garçon aux cheveux roux a été abusé par son beau-père, il renifle tout le temps, comme s'il pleurait sans cesse. La blonde au piercing a trop abusé de l'héroïne. On est là, tous les quatre, à retirer nos tee-shirts. On fait des petits tas sur nos baskets, bien propres, bien ordonnés. On se regarde parfois et on se sourit. On attend que l'un d'entre nous se lève et entraîne les autres. Mais personne ne bouge. Les gens commencent à remballer leurs affaires, ils quittent la plage. On remue nos doigts de pied dans le sable. C'est chaud, doux et entêtant. Le roux pousse un cri, la plage se retourne, enfin ce qu'il en reste. Bientôt tout est à nous, la mer, un rien d'insouciance aussi. La blonde se lève. Ma voisine me prend la main et on se hisse sur nos pieds nus. Le roux aussi, qui court comme si son beau-père le poursuivait encore.

Et c'est dans l'eau qu'on se rend compte qu'on a oublié l'heure du dernier bus. On a de quoi partager un taxi et la blonde a un portable. On appellera la clinique pour qu'ils ne s'inquiètent pas.

Même les fous ont droit au bonheur.

Vol au-dessus d'un nid de coucou

Au nord de la France, l'hiver 2003, dans l'atelier d'une clinique psychiatrique, j'apprends la peinture sur verre. Il suffit de poser une plaque transparente sur un dessin et de le reproduire au fil de plomb en suivant ses contours. Le produit durcit, il ne reste plus qu'à peindre les surfaces cernées avec une peinture émail. Je m'inspire des fleurs de Redouté que je découvre à l'atelier. Je m'intéresse à ces fleurs solitaires. La courbe de la feuille, l'élancement de la tige, le cœur même de la fleur protégée par ses pétales m'inspire. J'évite les bouquets dont l'harmonie me dérange. Ils me font penser aux familles unies, à celle de mon père aujourd'hui. Je passe des heures à l'atelier chaque jour, je deviens l'élève le plus assidu. Je m'applique comme si ma vie en dépendait. Je reprends confiance en moi et tremble moins en utilisant le plomb. Les couleurs prennent forme, je m'éloigne du dessin originel, je les invente. Ma fleur est joyeuse, irréelle. En partant, je laisse tous mes cadres sur place, impossibles à transporter. À Paris, nous irons avec Laurent dévaliser Rougier & Plé et je m'installe un petit atelier dans la salle à manger de la rue Mayran, où je vais travailler la peinture sur verre pendant plus de six mois. Maman accroche deux de mes « œuvres » dans son appartement, j'en offre à qui en veut. Et puis c'est comme les pommes, les manchons de poulet, et les brocolis, on finit par une indigestion de peinture sur verre. Je descends les centaines de cadres à la cave. Au déménagement suivant, ils finissent dans une benne de la ville de Paris.

Été 2013. À La Lironde, nous sommes placés au réfectoire. Créer des habitudes rassure les dépressifs. Un jour, deux lurons défoncés aux neuroleptiques décident d'intervertir certains noms, ceux des patients les plus fragiles. Leur réaction est si dramatique que tout le monde en rit, nous, comme les infirmiers. On se croirait dans *Vol au-dessus d'un nid de coucou*[1]. Les patients qui ne savent plus où s'asseoir se roulent par terre en criant. Ils s'échappent dans le parc, poursuivis par les infirmiers. Personne ne songe à prendre sa place. Bientôt, tout l'hôpital est au réfectoire, c'est *la* scène à ne pas manquer. Les hommes ricanent et découvrent leurs dents jaunes de fumeurs. Les femmes mangent du pain la bouche grande ouverte, haranguent les hommes qui les insultent. Les infirmiers interviennent et réussissent à calmer les plus énervés avec de petites pilules blanches. D'autres reviennent avec ceux qui se sont enfuis dans le parc. Les étiquettes sont remises à leur place. Le repas est servi, charlottes dissimulant la chevelure et blouses bleues. À nous de récupérer le pain et l'eau. Chacun rejoint sa chaise.

Rue Garancière, en 2016, je me souviens d'un malade qui atterrit en pleine nuit dans ma chambre. Le matin, il décide de repartir : il n'y a pas assez d'activités dans cet hôpital d'urgence. À quoi s'attendait-il, un terrain de foot ? Ces activités, j'en ai pratiqué un certain nombre pour m'occuper, sportives la plupart du temps. J'avais bien besoin des endorphines qu'elles me procuraient. J'ai pris part à quelques groupes de parole, mais les médecins ont parfois du mal à diriger toutes ces pathologies, les patients finissent par parler tous en même temps.

Rue Garancière, mon amie Janine B. vient chaque après-midi jouer aux cartes avec moi. Je l'aime, ma Janine. Elle porte le prénom de maman. Elle est encore mieux qu'une mère pour moi. C'est une formidable amie. Et nos vingt-cinq ans d'écart n'y changent rien. Elle aussi s'est sentie rejetée par sa famille. On la surnommait « l'anormale ». Ça rapproche. Dans cet hôpital d'urgence, nous avons du mal à finir nos parties, il y a toujours un patient qui nous rejoint. Invariablement, il touche les cartes, ou le bras de Janine qui, avec une infinie douceur, lui demande de nous laisser terminer. Elle dit que je joue toujours aussi bien, que mon mental est bien là. On sait tous les deux que ce n'est pas vrai, mais cela rassure Janine. Je ressens aussi davantage ses angoisses, tout comme la nature excessive de Laurent. Ce radar ne me quitte plus pendant la durée de la dépression, une perception plus fine de la nature humaine qui ne me laisse jamais en paix, sauf la nuit quand je dors.

Les soirées sont pénibles dans cet hôpital d'urgence. Pas de télévision dans la chambre. Nous sommes là pour réfléchir à nos actes et à ce que sera notre vie, une fois dehors. Je m'allonge sur mon lit, les bras croisés sous la tête. Le store de la chambre est cassé. Je vois se projeter sur le mur les couleurs d'un feu de circulation. Vert. Orange. Rouge. Sans relâche. Je résume ma vie à ces trois couleurs. Le vert représente le jour de ma sortie. L'orange, tout ce qui me freine et le retarde. Je pleure trop face aux médecins. Chaque pas me coûte. Je suis devenu un vieillard. Le rouge : les médecins ne sont pas encore assez convaincus, ils décident de me garder. Les phares d'une voiture balayent parfois le plafond de la chambre. Cet éclat doux et légèrement doré me fait penser à des lucioles qui viennent égayer mes soirées. Je réfléchis à Laurent qui passe tous les jours et attend mon retour avec impatience. Un dimanche, il vient avec Franklin, qui tire sur la laisse à s'en étrangler quand il me reconnaît. Mon beagle veut me faire la fête, et moi je recule. Je ne veux pas qu'on m'aime dans cet état-là. Ni lui, ni personne. Je lis un peu. J'ai encore beaucoup de mal à me concentrer. Je fais fondre régulièrement deux carrés de chocolat noir dans ma bouche. Une tablette chaque soir à m'en écœurer. Je reste éveillé jusqu'à ce que l'infirmier m'apporte mon somnifère, quelques heures plus tard, un flacon rouge d'un liquide au goût poisseux. Face à lui, je bois mon verre d'eau dans lequel il a fait couler une cinquantaine de gouttes, et j'éteins enfin la lumière, tournant le dos au volet cassé.

En dehors des repas à heures fixes, sept heures, midi et dix-neuf heures, de la consultation médicale du matin et, parfois, des ateliers, il ne reste que les visites, et pour moi de longues heures de solitude. Je ne tiens pas à ce que l'on me voie ainsi, les yeux creux et cernés, avec les tremblements de main, cette difficulté que j'ai à soutenir un regard, le noir abyssal de mes pensées que je préfère réserver aux médecins. Seuls Janine et Laurent me rendent visite, et comme j'ai confié mon portable à mon mari, je n'ai personne à appeler. Je déambule dans les salles de repos, entre les bancs dehors, d'une chaise à l'autre, je tiens rarement en place. Je me souviens, en arrivant la première fois rue Garancière après ma tentative de suicide, de m'être retrouvé, les premiers jours, dans l'incapacité de sortir. Un état de panique.

Je ne fume plus, même, pour éviter de mettre un pied dehors. C'est dire.

Je finis par demander à une infirmière si elle veut bien se promener avec moi. La veille, j'ai vu un autre malade en faire autant. Elle m'emmène faire le tour du jardin du Luxembourg. Il fait nuit, le jardin est fermé. L'infirmière marche près de moi, nos épaules se touchent. J'aimerais qu'elle me prenne la main, mais je n'ose pas le réclamer. Elle parle doucement et je me laisse guider par sa voix. Les grilles du jardin ressemblent à un immense carrousel dans lequel je ne monterai pas. Quand nous rentrons rue Garancière, elle me dit : « Demain, vous pourrez faire ce tour sans moi. » Je me sens abandonné.

Le jour d'après, je fais la moitié d'une balade et reviens en courant. La semaine suivante, je m'assieds à la terrasse d'un café. Je commande une tarte aux pommes et un diabolo menthe. Je prends d'ailleurs l'habitude, après les hospitalisations, de m'arrêter longuement à des terrasses de café. Qu'elles soient bondées ou vides, elles sont, pour le prix d'un soda, un bel observatoire de la nature humaine. Les rires s'élèvent comme les volutes de fumée des cigarettes. Les conversations sont souvent animées et sonores. Les couples se serrent ou se disputent, je me sens vivant et à ma place. Invisible, enfin. Bien loin des cafétérias des institutions psychiatriques, haut lieu des retrouvailles en famille ou entre deux patients que le café et la parole réchauffent. Il n'est pas rare d'y voir des malades amochés comme s'ils venaient de se battre. Et c'est parfois le cas. Les familles apprécient les cafétérias où, notamment à Sainte-Anne, on trouve des distributeurs de bijoux. Cela m'a toujours intrigué. Je n'ai jamais vu personne en acheter. Les fous se marient-ils entre eux ? Ce n'est pas comme au café, ici on chuchote. On empoigne les bras, on se serre fort comme si personne n'allait jamais se revoir. J'entends souvent : « Tu es bien ici ? », comme si le fils, le père, la sœur, venaient d'emménager dans un nouvel appartement. Les amochés circulent entre les tables, faisant se dresser les sourcils des mères de famille. Ils ne sont pas méchants, les amochés. Juste paumés. Personne ne vient jamais les voir. Ni ne les attend quand ils sortent. Je le sais parce que j'ai souvent fumé une cigarette avec eux. J'ai fini par ne plus avoir peur d'eux. Les blessures, c'est souvent eux qui se les infligent, en se tapant la tête contre un mur. Comme je l'ai fait moi-même avec les cigarettes. Ils s'en veulent d'en être là. Leur souffrance est palpable, réelle, insupportable. Les hôpitaux sont pleins de gens qui n'y arrivent plus. Pour eux, la roue tourne à l'envers, désespérément. Une fragilité de verre. J'aurais pu devenir l'un d'eux. Mais où que j'aille, je me sens de passage.

Guéri, je retourne à Sainte-Anne pour rencontrer la chargée de communication à qui je me garde bien de dire que j'ai été, plusieurs fois, patient dans cet hôpital. J'écris *Au pays des kangourous*, plusieurs scènes s'y déroulent. Je lui pose toutes les questions que j'ai préparées. Je suis un romancier, j'ai l'impression de lui faire une bonne blague. En repartant, je décroche une petite poupée moche aux cheveux filandreux et emmêlés dans les aiguilles d'un pin. Je la garderai un certain temps au fond de ma poche, comme un talisman, avant de la jeter dans les eaux grises de la Seine.

Laurent a préparé mon retour au bureau, rue du Dragon. Mon assistant a acheté des fleurs, des renoncules, qui cherchent un peu de fraîcheur. C'est l'été, elles se dispersent dans le vase d'appoint. Je retrouve mon espace, mon fauteuil, mon ordinateur. Le bon docteur M. m'a dit que si je sentais la panique monter en moi, il me suffirait de faire un petit tour à pied et de revenir au bureau. Tout devrait bien se passer. Laurent est parti à un rendez-vous. Mon assistant est au téléphone dans l'autre pièce. Je l'entends rire. J'ouvre mon ordinateur. Les mails défilent. Un journaliste réclame un service de presse qu'il n'a toujours pas reçu. Les lettres se mettent à danser sur l'écran. Une bouffée de chaleur m'étreint. Je n'arrive plus à respirer. La panique me gagne. Je me lève doucement. Je vérifie que mes cigarettes et mon briquet sont bien dans ma poche. Je dis à mon assistant que j'ai une course à faire et je dévale l'escalier. Je cours jusqu'au jardin du

Luxembourg sans m'arrêter. Je transpire. Je reprends enfin ma respiration et m'arrête dans un café, le même où j'allais quand j'étais rue Garancière. Je commande un Perrier bleu. Pour la couleur de la bouteille. La panique s'éloigne. Je souris de l'incident du mail. Je pense au docteur M. Il a raison, j'ai bien fait de m'enfuir.

Tout ira mieux demain.

Les vaines tentatives

Je suis incapable de me souvenir du nombre. Une dizaine, peut-être ? Je me suis heurté à l'incompréhension de mes proches. Rien de plus normal. *A priori*, une tentative de suicide est une manière brutale d'interrompre les souffrances. Mais pas pour moi. Chaque suicide est une manière de défier la mort et *une comédie*. Une manière de dire « ça suffit » et de repartir de zéro. Tut-tut, je vous ai bien eus. Je mélange les somnifères, les anxiolytiques, les antidépresseurs et une bonne dose d'alcool pour avaler ces bonbons du malheur. Je lance un pari sur une rasade de Martini rouge ou de whisky. Juste après, je me rends chez mon psychanalyste. Je ne sais pas où je trouve la force d'arriver jusqu'à son cabinet. Je tombe dans la rue, plusieurs fois. Mon front saigne et tache ma chemise. Je m'écroule sur le divan et perds conscience.

Je ne me souviens pas du Samu qui me conduit à l'hôpital Cochin. Quand j'ouvre un œil, tout me revient lentement. Ma chemise est ouverte, pleine de sang séché, et mon torse porte les traces d'un électrocardiogramme.

J'ai réussi. Je suis vivant.

Je sais qu'on me conduira dans un établissement psychiatrique où je ferai tout pour être seul dans une chambre. Je ne peux m'intéresser à l'autre que si je le décide. Lors de ma dernière hospitalisation, rue Garancière, j'occupe la chambre d'urgence, celle où l'on parachute dans le lit voisin les suicidés ratés de la nuit. Ça me réveille chaque fois. L'un d'eux me demandera si l'on sert le café avec une cuillère en argent et un speculoos. L'infirmier de garde augmente mes somnifères, mais j'ouvre un œil quand ils entrent dans la chambre, comme si je les attendais.

Patrick, mon ami d'enfance, m'accueille à Saint-Paul-de-Vence après plusieurs mois d'hospitalisation à Sainte-Anne. Je le remercie par une tentative de suicide dont nous ne reparlerons jamais ensemble. Et que dire de Laurent, prévenu par un message sur son portable, ou de ma chère Janine qui, je le sais, appellera aussitôt mon mari ?

Je me souviens de l'une d'entre elles, la dernière, en 2016. Je porte un pantalon de velours jaune. Je suis au bureau, malgré mes efforts je n'arrive pas à travailler. Tout m'agresse. Les sonneries des portables. Les klaxons et les sirènes des ambulances dans la rue. Le trajet à pied du bureau à la maison, où je croise des gens qui ont l'air heureux. Tout semble normal dans cette journée, sauf moi. Les acouphènes qui m'accompagnent depuis la quatrième dépression surgissent en cathédrales et carillonnent dans ma tête. Je ne suis ni attaché de presse, ni écrivain. Je ne suis rien. *Une merde.* Mon père a raison. Je sais très bien pourquoi je rentre à la maison. Je ne pense qu'au tiroir de la table de nuit, au whisky. Il y a chez moi une folle détermination, plus rien ne peut m'arrêter. Je pourrais tomber sur des connaissances, cela ne changerait rien. Je veille bien sûr à laisser la porte de l'appartement ouverte derrière moi. Je marche d'un pas assuré vers la chambre. Je dépiaute les médicaments. Pas une seconde je ne pense à maman qui en a fait autant des années auparavant. J'avale tout avec un verre plein de whisky. Je laisse un message sur le portable de Janine. Je me jette sur le lit comme on ferait un saut de l'ange. Rideau.

Ce sera ma dernière. Celle où je me réveillerai près d'un médecin qui me dira : « À dose équivalente, un autre patient aurait pu y rester. Certains cœurs lâchent pour trois fois rien. » C'est la seule fois où je prends vraiment conscience de la chance que j'ai eue. Défier la mort est une comédie *dangereuse.*

Une évidence : ceux qui veulent vraiment mettre un point final à leur vie ne se ratent pas, en général. Je revois toutes ces silhouettes frêles dans les hôpitaux publics, qui se réveillent, tout comme moi, après leur tentative et qui éprouvent toutes sortes de sentiments confus. La honte, le soulagement, la tristesse, l'effondrement, la colère, le dépit, l'isolement. La vie reprend son cours là où on l'a laissée. Le mal-être ne s'est pas éloigné pour autant. Une autre vie peut commencer, une parenthèse psychiatrique. Les petits déjeuners en communauté avec des bols Duralex. Les attentes interminables pour voir les médecins, pendant lesquelles les plus jeunes patients s'isolent sous les écouteurs de leur téléphone. Mon portable est auprès de Laurent, comme d'habitude. Je proscris toute création. L'écriture ne fait pas partie du processus de guérison et que mes proches me parlent de mes livres me fait souffrir. J'ai l'impression que plus jamais je n'écrirai.

Les regards échangés me font piquer du nez. Moi qui aime tant les soutenir, ici, je n'en défie aucun. Je crains qu'on me bouscule. Qu'on s'intéresse à moi. Tout ce que je veux, c'est devenir invisible.

Quand mon tour arrive, je pleure souvent, j'ai peur qu'on me renvoie à la maison. Laurent est venu deux fois à ces consultations. Lui veut que je rentre, le médecin résiste, il dit que mon ami est trop dur avec moi. Laurent crie : « La vie, c'est en dehors de l'hôpital, bats-toi ! » Je sais qu'il a raison. Je demande juste quelques jours pour me ressaisir. Ma vie, pour l'instant, est ici, à l'hôpital. Être un parmi d'autres. Observer mes partenaires à la dérobée. Les entendre dire qu'ils ont connu cet établissement autrefois et que c'était mieux avant. Avant quoi ?

Moi, je sais que je n'y resterai pas, tout comme à l'usine où j'ai travaillé pendant six mois à l'âge de dix-neuf ans. Je sais que j'ai en moi cette force. Rien ne peut m'arrêter quand je suis mon instinct.

Une fois, je me suis battu avec P., l'un de mes psychiatres. À coups de poing. J'ai fait ce que je n'avais jamais osé faire avec mon père. Un transfert réussi. Un bel homme avec qui je déjeune parfois au Centre national du livre. Je lui dois de m'avoir envoyé à Montpellier, à La Lironde, sans doute la meilleure clinique où j'ai été soigné, avec Sainte-Anne et la rue Garancière, pour m'éloigner de Paris et de ses tentations. De lui ? Mais un patient ne déjeune pas avec son psychiatre. Aucune amitié n'est possible. Laurent le déteste. Il fait tout pour que ce médecin ne soit plus le mien. Je sais que P. parle parfois avec Olivier Orban, mon patron de l'époque. Je le croise même un été à Biarritz, en bord de mer, alors qu'il me soigne.

J'en ai connu tellement, des psychiatres et des psychanalystes. Dans les hôpitaux publics et privés, dans leurs cabinets feutrés à Paris, en banlieue, en province, dans les cliniques. J'ai même pris une photo de la salle d'attente de l'un d'entre eux, que j'ai balancée sur les réseaux sociaux. Par bravade. Le professeur G., chercheur à Sainte-Anne, m'a initié au lithium. J'ai résisté longtemps, l'idée d'avaler un médicament quand on est en bonne santé me déplaisait. C'est un garde-fou, une prévention, un miracle qui ne m'a pourtant pas empêché de rechuter. À chaque dépression, il faut faire une lithiémie, une analyse de sang pour mesurer le lithium, et bien souvent en augmenter les doses. En dehors des épisodes dépressifs, la lithiémie est recommandée tous les deux mois, reins obligent[1]. Qui pense à faire régulièrement une prise de sang en bonne santé ? Aucun médicament n'est miraculeux. Mais avec le temps, peut-être m'a-t-il plus épargné que je ne le crois. Je n'ai jamais refusé d'aide quand j'en avais besoin. Plus qu'il n'en faut, même. La fierté ne sert à rien dans ces moments-là. Et je pense que cela m'a sauvé, et me sauve encore.

Quand je fais la promotion de mon roman *Au pays des kangourous*, qui évoque la dépression, je me retrouve à France Info avec le professeur G., puis sur Direct 8 avec mon psychanalyste, le docteur M. Je suis heureux de les revoir après tant d'années, tandis que je vais bien, sans savoir que je reviendrai vers le docteur M. quelques mois plus tard pour une rechute. Avec *Au pays des kangourous*, je reçois plusieurs prix, dont le Prix Folire remis par des patients de l'hôpital psychiatrique de Thuir, près de Perpignan. Je les rencontre une première fois pour discuter avec eux. Je reconnais à leurs gestes, à leurs corps gauches, à la parole anesthésiée par la prise des antidépresseurs, un peu de chaque séjour que j'ai vécu dans des institutions similaires. Je sais combien la concentration pour lire est difficile. Certains patients y arrivent, d'autres pas. Lorsque j'y retourne et qu'avec Bernard Pivot, président cette année-là du Prix Folire, nous montons sur une estrade avec tous les éminents médecins de Thuir, je suis si ému que je n'entends pas le discours. J'ai le sentiment de tenir une revanche. Comme si je n'allais plus jamais connaître la dépression. Je suis assis près des médecins. Je ne suis pas un parmi les patients qui ont fait l'effort de me lire. Je suis un *warrior*.

J'ai su, longtemps après, que Laurent avait mis un certain temps à rentrer à la maison lors de ma dernière tentative, l'hiver 2016. Il n'a pas couru quand il a reçu l'appel de Janine, il ne s'est pas affolé ; il a marché du pas de la balade, comme on flâne le long de la Seine. Il avait en tête la voix paniquée de Janine. Pour lui, c'était certain, j'allais m'en sortir comme d'habitude. C'est d'une voix calme qu'il a appelé les secours. Il n'y avait aucune inquiétude dans ses yeux quand les brancardiers m'ont emmené. Il m'a regardé partir sereinement, avec la conviction que je serais bientôt de retour.

À mon réveil à l'hôpital, après avoir parlé avec le médecin, je sais. C'est la dernière fois. « Certains cœurs lâchent pour trois fois rien » a eu un effet cathartique, je comprends que j'aurais pu y rester.

Je ne recommencerai plus.

Je n'ose écrire *jamais*, même si tout en moi l'espère.

Une malédiction ?

Après la parution d'*Au pays des kangourous* va naître en moi le sentiment que mes livres sont en partie responsables de mes dépressions.

Après chaque lancement, je rechute. C'est systématique. Laurent, toujours pratique, me conseille d'arrêter d'écrire.

Autant mourir.

Les médecins, sans trop s'avancer, évoqueront la fatigue cérébrale. Est-ce que je me vide en écrivant chaque roman ? Mais me vider de quoi ? De mots produits par mon inconscient ? Est-ce qu'en allant toujours plus profond en moi, je crée une fissure dans laquelle je disparais, comme celle du plafond de ma chambre d'adolescent ?

Face à sa page ou à son écran, l'écrivain est seul. Une solitude choisie, un éloignement volontaire. Parfois l'écriture est machinale, parfois non. Elle devient une adéquation parfaite entre le clavier (ou la plume) et l'auteur. Une osmose proche de celle que provoquent les endorphines après une séance de sport. Écrire, parfois, c'est faire l'amour. L'emballement. L'excitation. Trouver le mot juste, entendre la phrase résonner comme une partition réussie. C'est aussi une part de magie que nul n'explique. Face au clavier je ne sais jamais ce que je vais écrire. Je n'en ai pas la moindre idée. Mon inconscient a stocké les films vus, les livres lus, une scène dans la rue, une conversation avec un ami. Il me restitue une image dont je m'empare aussitôt. Récemment un café, quatre clients, dont l'un vient fumer sa cigarette sur le trottoir. Il commence à pleuvoir. Le fumeur observe ses trois amis par la vitrine qui peu à peu se trouble sous la pluie diluvienne. Il en profite pour fixer l'homme dont il est amoureux, puis sa femme qui vient le chercher. La séduction dans un quatuor qui va mal tourner. J'en ai fait une nouvelle. Je n'y avais jamais songé auparavant. J'ai conçu tous mes livres ainsi. Bien sûr, les deux premiers romans sont issus de nouvelles écrites quand j'avais quinze ans. Je suis donc parti d'une histoire existante. Mais je l'ai tant modifiée qu'on ne reconnaît en rien l'original. Je m'en suis éloigné volontairement, j'en ai fait plusieurs versions, parfois écrites dans le désordre, la fièvre de rendre un texte maintes fois repris montant en moi comme une insolation. Je ne retrouve le calme qu'en étant à peu près sûr de ce que je vais rendre à un éditeur. Je sais que je peux faire mieux. Avec l'éditeur ou le correcteur. Je reste insatisfait dans le temps. Si je relis un de mes livres, je m'en veux d'avoir laissé échapper une expression ou de ne pas avoir assez développé un paragraphe. Oui, écrire me rend fou. J'en perds la notion du temps. Je deviens déraisonnable avec les heures qui filent la nuit et m'éloignent de mon lit. J'aime profondément ce temps qui m'échappe, cette excitation d'écrire qui absorbe les heures comme un sablier qui se dérègle.

Mon premier roman, *Papa et maman sont morts*[1], dont le titre n'a jamais plu à maman, évoque un frère et une sœur complices qui, après la mort brutale de leurs parents, décident de se choisir une nouvelle famille. Je me suis beaucoup inspiré de notre enfance, à Geneviève et moi. J'invente les rapports incestueux du frère et de la sœur à qui personne ne dit que c'est mal. Un amant argentin du moment devient Oscar, le peintre qui va aimer le frère et la sœur. Tom, amoureux des femmes et de la musculation, est, pour les enfants, un père idéal. Lola, une prostituée cocaïnomane, est envisagée comme mère. Un livre que j'ai voulu insolent, drôle et amoral. Souvent j'écrirai des fusions fortes entre un père et un fils, *Au pays des kangourous*, *L'Été des lucioles*[2], *Inventer les couleurs*[3], tandis que les mères sont absentes, mortes et quasi insensibles à leur fils. J'inverserai le cours de ma vie, à la recherche permanente d'une famille dysfonctionnelle. Cette distance, me semble-t-il, m'a toujours protégé.

Quand germe l'idée du *Vertige des falaises*, je suis animé d'une colère inhabituelle. Tout en moi veut écrire un livre différent. Ne plus être à hauteur d'enfant. Échapper au succès du film qui m'a quand même réconcilié avec la vie, tout comme le roman dont il est issu, mon deuxième, *Autobiographie d'une Courgette*[4]. « Sauvé par une Courgette », comme l'écrit joliment Pierre Vavasseur dans *Le Parisien*. Olivia, la grand-mère du roman, vit sur une île, dans une maison en verre et en acier qu'a construite Archibald, son mari architecte. Cet homme l'a aimée, autrefois, avant de la frapper régulièrement. Les scènes de violence n'ont rien d'une fiction. Je me suis rappelé ses coups à Lui, de ceinture et de poing. Tout ce que j'ai vécu de souffrances avec mon père architecte est décrit entre Olivia et Archibald. Cette fois encore, la distance m'a permis d'écrire. Les mots de la fiction pour dire la réalité. Dans le roman, les femmes sont fortes malgré ce qu'elles ont vécu. Les hommes, eux, sont déchus, lâches, égoïstes. On me demandera souvent si j'ai un compte à régler avec les hommes. Inconsciemment, sans doute. Avec ceux de ma vie.

Dans *L'Été des lucioles*, j'évoque pour la première fois une relation homosexuelle, tendre, entre deux femmes, Claire et Pilar. Là encore, je choisis d'être distant pour parler de ce qui me touche. Tout en douceur, comme deux femmes qui ne seraient que meilleures amies. Il faudra attendre la nouvelle « Infidèles », parue en 2019[5], pour une histoire de passion entre deux hommes, mariés chacun de leur côté. Comme dans le manuscrit *Les Amis de Paul* écrit à la fin des années 1990, j'inscris l'homosexualité davantage dans la normalité que dans la différence. Un violent paradoxe que l'actualité ne confirme pas toujours.

Dans *Au pays des kangourous*, je raconte la dépression d'un père et comment son fils le sauve. Le roman s'ouvre sur l'enfant découvrant son père caché dans le lave-vaisselle. Je n'invente rien. Dans un moment de désespoir profond, j'ai retiré les chariots et me suis lové dans cette étrange cachette. Une volonté inconsciente de retourner dans le ventre d'une mère ? J'en dis beaucoup aussi sur ma grand-mère paternelle, Jeanne, que j'appelle Lola, et sur l'histoire de mon père. Mon grand-père n'a jamais épousé ma grand-mère. Une histoire de différence sociale et d'argent. Jeanne a tout fait dans sa vie. Femme de ménage, le marché noir pendant la guerre, voyante, adepte du spiritisme, gérante d'une boutique de lingerie fine. Je l'adorais. J'avais le droit de dormir dans son lit. J'ai appris à tirer à la carabine avec ses amis les forains. À mes treize ans, elle a voulu faire mon éducation sexuelle et m'a emmené à Pigalle voir un film porno. Elle m'a fait passer sous la caisse. On s'est assis au milieu de la salle.

Jeanne portait son sac à main sur ses genoux et un couteau qu'elle tenait fermement entre ses deux mains jointes. Heureusement, personne ne nous a embêtés. Le soir, je n'ai pas pu m'empêcher de tout raconter à maman. Une fois de plus, elles se sont disputées au téléphone. Je sais aussi que mon grand-père n'a pas reconnu mon père à la naissance. Il a fallu un peu de temps avant que la situation se règle. Mon grand-père était un fils de milliardaire qui dilapidait sa fortune au casino et aux courses. Quand mes parents se sont mariés, il leur a prêté de l'argent. Mon père lui a tout remboursé et s'est définitivement fâché avec lui quand il lui a réclamé de l'argent à son tour, ruiné par ses addictions. J'ai dû voir une ou deux fois ce grand-père qui confondait toujours nos prénoms et arrivait à la maison les mains vides. Mon troisième prénom est le sien, Robert. Et le deuxième, Jacques, celui de mon père. Je préfère le mien, même si j'ai appris depuis que Gilles vient d'un vieux mot allemand qui signifie « otage ». Je refuse d'être l'otage de qui que ce soit. Je n'appartiens à personne. Je suis libre.

Maman, ma sœur et la résurrection

Écrire l'inverse de ce que j'ai vécu m'a aussi libéré. La fiction a pris le pas sur la réalité et mon imaginaire s'est nourri de la vie de mes personnages. Maman n'est pas cette femme absente, froide et indifférente que je décris dans les rôles de mère. Elle n'est pas le contraire non plus. Je n'ai pas le souvenir, enfant, qu'elle m'ait embrassé ou pris dans ses bras. Peut-être l'a-t-elle fait. Sûrement, même. Mais elle s'est toujours considérée comme une épouse. Pas comme une mère. Elle avait plus de trente ans quand elle a eu Geneviève. Elle aimait profondément mon père. Et aujourd'hui, à quatre-vingt-quinze ans, dans sa maison de retraite, elle l'aime encore. Il a été le seul homme de sa vie. Une tout autre génération. Quand ils divorcent, maman a une cinquantaine d'années. Geneviève sait comme moi que d'autres hommes lui ont tourné autour après. Mais elle n'a jamais cédé. Elle s'est enfermée dans une tour d'ivoire où toute émotion exprimée aurait été une intrusion.

Elle se plaint de tout. De cette époque qu'elle ne comprend plus. De l'argent qui viendra un jour à manquer. Quand sa fille tombe gravement malade et que ses amis commencent à mourir autour d'elle, maman fait une tentative de suicide. Elle a quatre-vingt-douze ans. Une tablette d'anxiolytiques tandis que je suis à Angoulême avec l'équipe du film *Ma vie de Courgette* qu'elle ne verra jamais, sa vue a trop baissé. Geneviève et moi avons pensé qu'elle ne pouvait pas supporter l'idée que sa fille unique puisse partir avant elle. Mais non, simplement sa tour d'ivoire vient de s'effondrer comme un banal château de cartes : toutes les attentions se portent dorénavant sur Geneviève. Maman n'est plus au centre. Ce qu'il reste de notre famille, mon oncle, ma tante, ma cousine, avec lesquels je suis fâché et que j'évite de croiser, se relaye auprès de ma sœur.

Maman et sa tentative de suicide ont pris chacun de nous par surprise. C'en est trop. Je vais du XVIIe arrondissement, où habite ma sœur, à Issy-les-Moulineaux, dans une aile psychiatrique où, assise sur un tabouret près de l'infirmerie, maman tourne son regard désespéré vers moi. Elle dit : « Vous ne comprenez rien. » Elle a raison.

On fait quelques pas dans les allées du jardin de la clinique, puis elle me demande de lui rapporter son gilet resté dans sa chambre. Je me perds dans les couloirs de l'établissement. Je n'ai jamais eu un grand sens de l'orientation. Le temps que je retrouve sa chambre et que je redescende, elle a disparu. Elle m'attend dans sa chambre, elle est remontée par un autre chemin. Elle me jette un rapide coup d'œil.

« Ça n'a pas l'air d'aller. »

Une large auréole s'étale sur ma chemise.

Je me promets de ne pas revenir avant un bon moment.

Laurent prend le relais. Je vais voir Geneviève, et lui maman. Ça se termine plutôt mal pour lui, maman l'insulte au téléphone, l'accusant d'avoir volé son agenda avec les numéros de tous ses amis bridgeurs. La bonne blague.

Elle passera plus d'un an dans les hôpitaux psychiatriques, dure avec le personnel, s'isolant des autres patients, pas de son milieu social. Depuis qu'elle séjourne en maison de retraite, rien n'a changé. Geneviève a dû intervenir plusieurs fois, les infirmiers lui apportant trop tard ses médicaments. Je l'appelle de temps en temps, sans en faire une habitude. Je ne vais la voir que lorsque je suis particulièrement en forme. Geneviève l'appelle, elle aussi, quand elle va bien. Depuis peu, nous y allons parfois ensemble. Je passe chercher ma sœur en van, fauteuil roulant oblige, et nous nous rendons au deuxième étage de la Villa T. Maman me demande de remplacer ses chaussons par des chaussures afin que nous descendions tous les trois fumer une cigarette dans le patio. Ses pieds dissimulés par des bas sont informes. On dirait des moignons. Je suis assis sur mes talons. Je manque de souffle en glissant mes doigts pour que la chaussure épouse son pied. Je retiens ma respiration, gêné de ce contact. Je laisse ma sœur lui retirer les poils du menton avec une pince à épiler, c'est au-delà de mes forces. Une fois assis dans ce patio découvert, tandis que nous fumons tous les trois, je retrouve enfin un peu de calme.

Maman me compare toujours à mon père. Geneviève dit que je lui ressemble, que maman règle ses comptes quand je suis là. On se chicane, on se cherche, on est incapables de rester en paix l'un avec l'autre. Elle se désole de tout. De la nourriture. De sa chambre. De cet endroit hideux. Du personnel. De la vieillesse. Elle marche avec son déambulateur. Pas question de sortir à l'extérieur de ce mouroir. Ni de quitter sa chambre seule, elle panique dans l'ascenseur. Elle veut savoir si mon métier d'attaché de presse va bien. Je réponds oui, invariablement. Mes livres ne l'intéressent plus depuis qu'elle est en maison de retraite. Sa vue lui échappe. Fini le bridge, les mots croisés et la lecture. Elle enrage. La vie ne lui a pas fait de cadeau. Elle sait ce qu'elle ne veut pas. Elle résiste, à sa manière. Il faut être solide pour échapper à toutes ses ondes négatives. Parfois, je la comprends. Elle a beaucoup souffert. Alors je lui pardonne.

Étrangement, voir ma sœur à l'hôpital chaque semaine me fait du bien. Cela renoue le lien familial que je croyais rompu depuis longtemps. Elle reste deux ans dans différents hôpitaux, de Cochin à la Pitié-Salpêtrière, puis s'installe dans l'appartement de ma cousine Joëlle qui n'y est jamais. Avant d'emménager à l'hiver 2019 dans un studio appartenant aussi à ma cousine, dans le même immeuble. Elle a vécu trente ans au Canada, et même si je lui ai rendu visite à plusieurs reprises, ce n'est pas pareil. Là, dans l'intimité d'une chambre, on se redécouvre. On se rappelle nos bêtises d'autrefois, on se montre des photos. On parle de la vie qui nous file entre les doigts. De nos amours. De nos chagrins. Laurent ne vient jamais. C'est un moment à nous, où nous avons souvent le fou rire.

Pour ses soixante ans, je fais venir un coiffeur qui lui fait une tête méconnaissable. Toutes ces années à souffrir ne l'ont pas embellie. Elle se laisse un peu aller et je ne lui en veux pas. Son hépatite C, puis la greffe de son foie, l'ont clouée à une chaise roulante. Avec la rééducation, elle remarchera d'ici un an ou plus et ce combat-là prendra fin. Depuis peu, elle se lève et peut faire quelques pas. Son dos lui fait mal, elle est légèrement voûtée. Mais elle reste positive, dit souvent qu'elle a de la chance. Je reste sans voix. Autrefois, elle a fait une dépression. Au Canada. Elle sait ce que c'est. Elle se souvient encore de ce ponton, du soleil et du lac tout autour d'elle. Elle se souvient de ce moment précis, à 15 h 40, où tout s'est arrêté, de ce ponton, du soleil et du lac tout autour d'elle, qui prennent les couleurs d'un été indien. Si l'on connaît le début et la fin, on ignore tout du temps qu'il faudra pour rejoindre l'autre rive.

Je me revois l'hiver 2017, rue Mazarine, en fin de journée, la rage au ventre, écrire cette lettre au père. Un ami photographe, Didier, me pousse à l'écrire depuis un certain temps. Pas de fiction, cette fois. Une vraie lettre comme on n'en écrit quasiment plus aujourd'hui. Pas un mail ni un SMS, la lettre au père m'a coûté davantage. Elle est exactement ce que j'aurais voulu lui dire trente ans plus tôt, quand on se promenait dans les allées de ma première clinique psychiatrique. Je suis trop bien élevé, trop peureux, j'ai trop d'empathie, pour avoir osé le faire avant. Mais toutes ces années m'ont renforcé, aussi, malgré les séquelles. Ces petites peurs se guérissent d'elles-mêmes. Cette fatigue aussi qui, parfois, face aux événements, semble insurmontable. Ce soir-là, rue Mazarine, en écrivant cette lettre, je sens un poids énorme se dégager de moi. À l'instant même où je mets le point final à cette lettre je le sais : c'est fini. Une fois encore, je m'en suis sorti.

Le moment où tout bascule

Chaque année, cent trente mille couples mariés divorcent. Mes parents se séparent en 1977. Ma sœur a vingt et un ans, elle vient de s'installer à Montréal. J'en ai dix-huit tout rond. Nous habitons Paris, dans le IIIe arrondissement, rue Béranger. L'appartement est grand. Mon père y a installé son cabinet d'architecte.

Maman a travaillé autrefois, pour les chemins de fer, mais c'est fini. Elle nous élève, ma sœur et moi. Un jour lointain, j'ai dix ans, je mords ma sœur en jouant. Maman me fait venir auprès d'elle et me mord au sang pour me faire comprendre que cela ne se fait pas.

C'est aussi le temps des martinets. Je me planque sous la table de Formica de la cuisine, mais cela ne sert à rien. Nous avons droit au martinet, Geneviève et moi, dès qu'on fait une bêtise. Il faut croire qu'on en fait souvent. Papa nous flagelle avec les lanières, maman avec le manche. Chacun sa méthode. Plus tard, à l'adolescence, mon père me frappera avec sa ceinture pour des motifs que j'ai oubliés aujourd'hui. Je me souviens juste de la douleur qu'elle m'a infligée. Les lanières des martinets, à côté, ressembleront à des caresses.

Tous les jeudis, mes parents sortent jouer au bridge avec des amis. Une baby-sitter censée nous surveiller est gentiment renvoyée par nos soins vers son fiancé, elle rentrera avant le retour des parents. Geneviève file au Centre américain pour jouer de la guitare pendant que j'expérimente toutes sortes de recettes avec les robots tout neufs de maman. C'est immangeable, je jette tout dans les toilettes avant de nettoyer la cuisine de fond en comble. Geneviève rentre du Centre américain et la baby-sitter des bras de son fiancé, bientôt suivies des parents qui nous trouvent tous au lit, sauf la baby-sitter qui regarde la télévision dans le salon. Quelques années plus tard, nous n'avons plus de baby-sitter pour nous garder, Geneviève et moi allumons des bougies partout. C'est très beau, toutes ces petites lumières ivres qui tanguent dans toutes les pièces, jusqu'au couloir qui mène aux chambres. Couloir dans lequel ma sœur et moi faisons souvent des courses de patin à roulettes. Ce soir-là, je suis réveillé brutalement. Mon père a éteint toutes les bougies. Il a eu la trouille de sa vie : l'appartement aurait pu flamber et nous avec. Il est très en colère. Maman, à son habitude, reste en retrait. Papa retourne violemment mon lit avec ses deux mains et je me retrouve écrasé dessous. Je l'entends hurler, mais tous ses cris sont atténués par le matelas qui m'étouffe. Je mesure ma chance : cette nuit-là, il ne m'a pas frappé.

Mon père est très fort. Un jour, il éventre mon bureau d'un seul coup de poing. Une autre fois, dans la pièce de service, tout au fond du couloir où, toutes lumières éteintes, j'adore faire peur à ma sœur, il me balancera des bouteilles à la figure pour une bêtise dont je ne me souviens plus. Maman dira : « Jacky, quand même ! » Je ne saurai jamais si c'était pour me défendre ou pour le millésime du vin.

Un été, en vacances à Majorque, papa a une aventure avec une amie de maman. Si prudent d'habitude, cet été-là, pour la première fois, il se fait pincer. Papa aime énormément les femmes. Un soir, j'aurais voulu être sourd, il m'avoue tromper maman depuis le mariage et le plus souvent avec des copines à elle. Maman n'en saura jamais rien. Ce dérisoire pouvoir des hommes, compter les femmes comme les petits bâtons que j'alignais, autrefois, sur les salons, pour chaque livre vendu. Au retour de Majorque, dans leur chambre, maman crie beaucoup. Papa se défend comme il peut. Plus rien ne va.

Et ce qui arrive ne va pas tarder à bouleverser nos vies. Papa tombe amoureux d'une call-girl. Elle a trente ans, ne se sépare jamais de son sac Vuitton. Papa nous fait croire qu'il s'agit de Nathalie Delon.

Pourquoi Nathalie Delon, je l'ignore encore. Quant à savoir où ils se sont rencontrés, cela restera une question taboue. Sa longue chevelure, tellement apprêtée, ressemble à une perruque. Elle est parfaitement à l'aise dans le canapé du salon de notre maison, où je la découvre pour la première fois. Papa, un peu gêné, me présente Nathalie qui plus tard s'appellera Évelyne, puis Laura. Trois prénoms pour une seule femme. Elle est beaucoup plus jeune que mon père. Je me rappelle qu'avec Geneviève on en rigole. Papa a une maîtresse, une de plus. Sauf que celle-ci va vite devenir officielle.

Un jour, Évelyne fait une tentative de suicide. Mes parents jouent au bridge à la maison, le téléphone sonne. Papa profite de sa position de « mort » pour aller répondre, il ne terminera jamais sa partie de cartes. Il attrape sa veste et quitte la maison en claquant la porte. Je lui cours après dans l'escalier, je veux savoir ce qui l'affole, je l'appelle, mais il ne répond pas. Il s'engouffre dans sa Mercedes tandis que je cavale toujours derrière lui en criant. La voiture disparaît au tournant. Je rentre, essoufflé après avoir longtemps marché, errant dans les rues. Les amis sont partis. Maman range les cartes, roule le Bulgomme, puis entreprend de cirer la table et les chaises avec une énergie qui me semble absurde. Elle ne finit pas, s'écroule sur une chaise et me chasse de la main comme on le fait de ces mouches qui dansent dans la lumière, l'été, face aux fenêtres. Des années plus tard, dans *Au pays des kangourous*, j'en ferai une mère indifférente à son fils. Je sais bien qu'elle ne veut pas que je la voie pleurer, alors je file dans ma chambre et j'écoute plusieurs 45-tours dans mon mange-disque orange avant de m'affaler sur mon lit où je reste à fixer le plafond, remarquant pour la première fois une fissure par laquelle j'aimerais m'enfuir.

Papa s'absente de plus en plus souvent. Des week-ends à Deauville avec Évelyne, tout près de notre maison de Benerville-sur-Mer où maman ne veut plus se rendre de peur de les croiser. Le silence tombe sur la rue Béranger. Geneviève est encore en France, souvent en tournée, elle est maintenant une guitariste professionnelle, accompagne Julien Clerc ou Maxime Le Forestier. Je suis en terminale dans une boîte à bac, le cours Charlemagne, et je fais les quatre cents coups avec des fils de famille plutôt effrontés. Plus tard, je les retrouverai en lisant *De si braves garçons* de Patrick Modiano[1]. Les parents de Charles lui donnent cinq cents francs d'argent de poche chaque jour. Avec cet argent nous nous installons dans un bar à Odéon, où le propriétaire est gentiment remercié chaque soir, et révisons nos cours à grand renfort d'alcool et de joints. Je me rapproche d'Alain dont les parents habitent avenue Georges-Mandel, dans le XVIe arrondissement. En passant son permis de conduire, Alain est tombé amoureux de Charlotte dont le mari dirige l'auto-école. Elle a quinze ans de plus que lui. Le mari ne tarde pas à découvrir la liaison et franchit un jour le seuil de la rue Georges-Mandel, armé d'une carabine, en promettant aux parents affolés qu'il n'hésitera pas à flinguer leur fils s'il tente de revoir sa femme. L'homme est violent. Il tabasse Charlotte qui nous supplie de fuir alors que je suis prêt à appeler la police. Il serait capable du pire après le passage des flics. Je ne quitte plus Alain et Charlotte, ils deviennent mes meilleurs amis. Ils viennent parfois dîner rue Béranger, dans cette maison vide et silencieuse où je ne sais jamais ce qui m'attend.

Parfois, l'appartement est plongé dans le noir. Je sais que maman est là, je la cherche. Je la trouve recroquevillée derrière un rideau. Ses larmes ont ruiné son maquillage. Je l'oblige à revenir dans la lumière. Un soir, elle insulte Charlotte, l'accusant de lui voler son fils. Charlotte ne dit rien, elle connaît la douleur. Elle s'efforce de raisonner maman, qui s'excuse de ne plus savoir ce qu'elle dit. C'est la faute de cette voleuse de mari, cette *pute* qui lui a pris son Jacky. Un soir la souffrance lui fera perdre la tête, elle traitera à son tour Charlotte de « sale pute », sans la moindre raison.

La nuit, j'aime danser. J'écume toutes les boîtes de Paris. La musique s'empare de moi. Je suis chaque mesure, chaque battement, je ferme les yeux. Un matin où je rentre, je rattrape *in extremis* maman qui allait se jeter par la fenêtre. Je la dirige fermement jusqu'à son lit et lui demande de prendre ses calmants. Je reste auprès d'elle jusqu'à ce qu'elle s'endorme. Les basses frappent encore mes tempes.

Plusieurs fois, maman tentera cette fenêtre au troisième étage et chaque fois en ma présence. Ce qui finit par me rassurer : elle ne souhaite pas mettre fin à ses jours, juste dérouler le ruban noir de sa détresse.

Un jour, Évelyne me montre la photo d'un autre homme que mon père, avec lequel elle hésite aussi à se marier. On est devenus presque copains. Je ne la juge pas. C'est à elle de faire son choix, pas à moi. Au fond, qu'elle épouse mon père ou pas, je m'en fiche bien. Depuis qu'elle est entrée dans nos vies, c'est un vrai bordel. La rue Béranger, c'est l'appartement des courants d'air, des tentatives de suicide, des lits défaits dans lesquels plus personne ne dort. La vaisselle s'accumule dans l'évier, la poussière recouvre les meubles et les tableaux. Danser m'éloigne de ce malheur.

La nuit, je me laisse porter par les décibels, je flotte et ne pense plus à rien. Parfois, je ne rentre pas chez moi. Je retarde l'instant. Je visite d'autres appartements qui m'apparaissent vivants et accueillants. Je m'endors dans un lit qui n'est pas le mien, serré contre un homme dont je ne sais rien et qui m'apporte la tendresse dont je manque. Il a souvent l'âge de mon père mais je n'y pense même pas.

Je ne cherche pas à revoir ces hommes de la nuit. J'aime cette idée qu'un inconnu m'offre l'essentiel, ces instants où je m'abandonne.

Pour Alain, tout rentre dans l'ordre ou presque. Il a rompu avec Charlotte, est tombé amoureux d'une femme, qu'il a épousée et avec laquelle il a quatre enfants. Charlotte suit une longue thérapie. Puis ils se retrouvent comme de vieux amants. J'aime les histoires qui finissent bien. Je les revois parfois, au gré des signatures. Je donne le nom d'Alain au prof de gym de mon premier livre jeunesse, *Inventer les couleurs*.

Je me souviens encore de l'aéroport du Bourget où nous partions en bande, à destination de Cannes, dans l'avion du père de B., un de nos camarades du cours Charlemagne. Nous allions de casino en boîte de nuit d'où nous rentrions au petit matin à Paris, défoncés de fatigue. Nous achetions de quoi écrire, stylos et papier, afin de suivre vaguement les leçons de physique du professeur Layette. L'un d'entre nous, à tour de rôle, se glisse aux pieds de la bande et s'endort sans que personne ne le remarque.

Toute cette fatigue accumulée a un effet désastreux, un soir où je trouve à nouveau maman près de la fenêtre, sur le point de l'enjamber.

J'en ai assez. Qu'elle saute et s'écrase trois étages plus bas. Je l'encourage même. Mais elle revient vers son lit en pleurant, le visage déformé par la douleur. Quelques années plus tôt, Geneviève et moi lui avons fait fumer un joint en lui faisant croire qu'il s'agissait d'eucalyptus. Je me rappelle avoir dansé un slow avec maman, totalement raide. J'aurais dû recommencer ce soir-là pour qu'elle oublie son chagrin, on aurait pu danser dans le silence de la nuit. Mais je suis en colère. La tristesse prolongée me révolte, je déteste cette léthargie de la souffrance. Je lui propose d'en finir. Avec tout ce que contiennent ses tiroirs de table de nuit. Elle décapsule les pilules roses et blanches qui, au creux de sa main, ressemblent aux dragées d'un mariage funeste. Je vais chercher la carafe d'eau et un verre, que je lui tends. Je soutiens son regard, égaré, ailleurs, s'accrochant à moi comme la main d'une mère à celle de son enfant. Elle avale tout, les pilules et l'eau. Puis elle s'étend sur le lit, calme, presque sereine. Alors je cours jusqu'au bureau de mon père d'où j'appelle le Samu et les pompiers. Elle s'endort bien avant qu'ils arrivent et rompent le silence de la rue Béranger, avec leurs pas pesants et leurs mots qui me bousculent comme si je venais de me servir d'une carabine.

À l'hôpital on lui fait un lavage d'estomac, comme on me le fera plus tard à de multiples reprises. Elle survit à sa tentative de suicide. *Certains cœurs lâchent pour trois fois rien*, mais pas les nôtres.

Son frère, ma tante et ma cousine refusent de me parler : j'aurais pu la tuer. Je préfère penser que je l'ai sauvée.

Elle part en cure de sommeil à Montmorency, où elle va rester un an. Elle ne retournera plus jamais dans l'appartement de la rue Béranger. Elle commettra l'erreur d'aller vivre un moment dans l'Oise, auprès de ses amies d'enfance qui la considèrent comme une rivale et lui rendent la vie impossible. Une femme divorcée, dans la bourgeoisie provinciale, reste une menace. Elle revient à Paris, dans un appartement du Xe arrondissement qu'elle vient d'acheter grâce à la vente de celui de la rue Béranger. En plus de la moitié de l'appartement, mon père lui a laissé la maison de Benerville-sur-Mer. Un doux mélange de culpabilité et de générosité. Pour maman, un dû.

Pendant un an, l'année de sa cure de sommeil, j'ai vécu seul rue Béranger. Le déménagement n'a laissé qu'une seule pièce intacte : ma chambre. Partout ailleurs, les murs se décolorent de l'absence des tableaux et les tapis ôtés laissent un parquet plus clair, témoin silencieux d'une autre époque. Une année où je n'y passerai qu'en courant d'air, n'y dormant presque jamais. J'ai rencontré Pascaline, une blonde aux yeux verts qui me plaît.

J'y retourne un jour, plus de vingt ans après. Je grimpe les trois étages et sonne, m'en remettant à la chance. Un homme m'ouvre, la cinquantaine, des lunettes, le cheveu court. Je lui explique que j'ai vécu là de longues années et que je serais heureux de revoir l'appartement. L'homme est marié et a deux enfants, un garçon et une fille. Évidemment, le garçon occupe mon ex-chambre et la fille celle de Geneviève. En dehors de la décoration, de la peinture et des tapis, rien n'a changé. L'homme me fait visiter chaque pièce tandis que je contiens mon émotion. Au moment de partir, il me tend sa carte de visite et me dit : « Au cas où. » Une fois dans la rue, je regarde la carte. C'est un psychiatre.

SNCF

À onze ans, je suis un homme que je viens de reconnaître. Quelques jours plus tôt, il m'a poussé sous une porte cochère, à Châtelet, et m'a montré des photos d'hommes nus avant de m'embrasser sur la bouche. Je l'ai repoussé de toutes mes forces et me suis enfui comme si le diable me courait après. Je n'en ai parlé à personne. J'ai bien trop honte. Je me souviens encore de son odeur d'épices séchées. Je reconnais que ce baiser ne m'a pas vraiment dégoûté. Mon esprit s'est révolté, pas mon corps.

Quelques jours plus tard, maman me dépose chez le coiffeur, passage du Petit-Thouars. Je le vois traverser la rue au même moment, me reconnaître, marquer un temps d'arrêt, avant de disparaître derrière une porte d'immeuble. Il habite la même rue que moi. En quittant le coiffeur, je traverse, hésite, entre dans son immeuble. Je ne connais ni son nom, ni l'étage. Il n'y a qu'un seul escalier. Je monte. Je me sens bizarre. Attiré par le danger. Excité sans pouvoir définir exactement ce qui m'arrive. J'entends une porte claquer. Des pas se rapprochent. Je continue de grimper. Les pas de l'inconnu me rejoignent. C'est lui. Il me regarde, ne me sourit pas, et fait demi-tour. Je le suis. Je sais maintenant qu'il va se passer quelque chose, mais quoi ? Il a refermé la porte derrière nous.

Il est vieux. Au moins trente ans. Il me précède dans la pièce principale, la seule, où trône son lit. Dessus, des couvertures avec le sigle SNCF. Longtemps après, je penserai souvent à lui en prenant le train. Je ne lui ai pas demandé son prénom, il ne me l'a pas donné. Dans ma tête je l'appelle SNCF et ça suffit. Je m'allonge sur le lit à côté de lui. Je me dis même, un instant, qu'on va s'endormir comme ça, ma tête contre son odeur d'épices séchées. Quand il s'approche et m'embrasse, je me laisse faire. Ce n'est pas désagréable. Je joue avec sa langue, je mêle nos salives. Je bande depuis que je suis monté sur ce lit et ce n'est pas la première fois. Rue Béranger, je me suis frotté contre les draps sans savoir ce que je faisais vraiment. Et quand j'ai joui, j'ai cru que j'allais mourir aussi. La décharge m'a traversé tout entier, j'avais la tête incendiée. Quand la main de SNCF entre dans mon pantalon, je jouis aussitôt et la couvre de sperme. Il m'embrasse encore, mais j'aime moins. J'apprendrai plus tard qu'on se détache facilement de ces corps et de ces visages qui nous ont rendus fous, une fois qu'on a obtenu ce qu'on voulait.

SNCF veut me revoir. Moi pas. Il pense que je suis souvent les inconnus chez eux. Moi, je crois que ça l'excite de penser ça. Je lui dis qu'il est le premier, il ne me croit pas. Je m'en vais.

Je redescends l'escalier d'un pas léger. Je veux bien recommencer, mais avec un autre.

Un Arabe m'attire dans sa cave. Là où sa femme ne peut pas nous voir. Il ne m'embrasse pas, c'est réservé à son épouse. Il baisse mon pantalon et introduit son doigt dans mes fesses. Je n'aime pas trop. Ça fait mal. Je me rhabille et remonte l'escalier. Il m'a donné un billet de dix francs, comme papa, de quoi acheter un maximum de bonbons à la boulangerie. Je ne retourne pas dans sa cave.

Je finis par tout avouer à Gilles, mon meilleur ami, que j'embrasse souvent. On se connaît depuis la maternelle. Nos mères sont devenues amies. On se raconte des tas d'histoires sentimentales, on se déguise et à la fin on se roule une pelle, parce que c'est comme ça que toutes les histoires se terminent. Quand on joue, on se bagarre aussi, et maman dit que ça ne se fait pas. Quand elle a le dos tourné, on crache dans la bouche de l'autre. Gilles adore les comédies musicales. Il m'entraîne dans les coulisses du Châtelet parce qu'il fréquente un des machinistes, qui le laisse toujours entrer. Les femmes portent des plumes, les hommes des collants. Gilles connaît toutes les chansons par cœur. Je chante avec lui pour lui faire plaisir, mais je miaule faux. Je préfère quand on s'amuse à se raconter des histoires.

Un jour j'invite Gilles à venir dans la maison de Benerville que papa a achetée un jour de pluie – il pleuvait si fort qu'il n'avait pas vu le jardin. Maman est d'accord. C'est son parrain et sa femme qui nous garderont, un très vieux couple qui tient à peine debout. Le parrain a un drôle de prénom, Savin, et des touffes de poils qui lui sortent des oreilles. J'en ferai l'oncle qui étouffe les mouches dans les replis de son ventre dans *Papa et maman sont morts*. Un matin, il vient me réveiller pour le petit déjeuner. J'ai fait des rêves étranges et j'ai arraché plusieurs boutons de mon pyjama. Le vieux Savin se penche sur moi, attrape mon zizi entre ses doigts et l'avale dans sa bouche. Je ne me débats pas. Ce qu'il fait ne me déplaît pas. Quand il quitte ma chambre, je me rhabille et rejoins Gilles à la table du petit déjeuner. Le vieux Savin a disparu. C'est sa femme, la sorcière, qui nous sert notre chocolat au lait. Elle a du rouge à lèvres sur les dents et pas assez de bouche pour les couvrir. Je ne vois que ça. Je trempe ma tartine dans mon bol de chocolat chaud. Le beurre y dessine des yeux tout ronds, presque étonnés.

Le soir, avant de me coucher, je vais embrasser le vieux Savin pour lui dire bonne nuit. Il m'a évité toute la journée. Je m'approche le plus possible de ses lèvres et lui dépose un baiser au coin de la bouche. Il regarde sa femme qui attise le feu dans la cheminée. Elle n'a rien vu. Il me fait la moitié d'un sourire mais ne reviendra pas dans ma chambre. Je m'en fiche. J'ai Gilles pour jouer à nos histoires qui se terminent par un vrai baiser, avec la langue. Pour le reste, j'ai le temps.

Un semblant d'équilibre

Au divorce de mes parents, je trouve un semblant d'équilibre avec Pascaline. Son père est gérant des éditions Plon où plus tard je dirigerai le service de presse pendant dix ans. Elle travaille comme vendeuse à la librairie Julliard, devenue depuis la librairie Albin Michel à Solferino. J'ai les cheveux longs, la chemise souvent sortie du pantalon, une allure de poulbot. J'aime Pascaline. Nous vivons ensemble depuis trois ans dans un studio de l'avenue de Tourville. J'ai connu d'autres filles avant cette jolie blonde un peu en chair. Je lui suis resté fidèle. La seule fois dans ma vie.

Pascaline a su très tôt pour moi. Je ne lui ai jamais caché mes préférences masculines. Cela la rassure même, je ne risque pas de la tromper avec une autre femme. Si je vais vers un homme, je lui reviendrai forcément. Elle pense même que je peux *guérir* de mon homosexualité et me recommande à un de ses amis psychanalystes, que je verrai après notre rupture. Mon tout premier. Moi, je ne veux pas guérir, mais je veux bien discuter. Je passe d'une à deux consultations par semaine, puis j'accepte un week-end à la campagne, qui s'achève dans son lit. Pas question de le revoir.

Je quitte Pascaline à vingt ans sur un mensonge. Elle est enceinte de quatre mois et me l'a caché par peur de ma réaction. Comment pourrais-je être père, si jeune et après ce que j'ai vécu depuis le divorce des parents, les tentatives de suicide de ma mère et la violence de mon père ? Je dors mal, je fais beaucoup de cauchemars. Tout en moi refuse cet enfant. Pascaline part se faire avorter à Londres. On se reverra des années plus tard. J'apprendrai que l'avortement s'est mal passé. Aujourd'hui on se parle régulièrement via les réseaux sociaux. Pascaline reste à ce jour la seule femme que j'ai aimée.

À vingt ans, je lance un argus de la presse avec un ami, Gabriel. Son père, avocat, monte les statuts de notre société. Nous sommes la revue de presse officielle du Festival de Cannes et découpons nos journaux sans compter les heures. Le travail m'a toujours rendu stable.

Ce que je fais en dehors, ces années-là, n'est qu'une bombe à retardement. Je danse toujours dans les clubs. J'abuse de pilules d'ecstasy avant de découvrir la cocaïne. Le jour, je suis le jeune patron d'une SARL, la nuit, je ne réponds plus de rien. Je sors surtout le week-end, je dors peu. Je ramène n'importe qui chez moi, un homme, un couple, un groupe, et je crois pouvoir dire que j'ai eu beaucoup de chance. L'instinct, sûrement, de pouvoir choisir ceux qui franchissent le seuil de mon premier appartement, rue Eugène-Manuel. Mon voisin du dessus, un certain Christophe Rocancourt, s'attache à moi et à mon studio, dans lequel il aime s'installer en mon absence. Il n'est pas encore majeur à l'époque et partage sa vie avec la fille d'un diplomate qui fréquente assidûment un éminent psychanalyste. Ils se disputent souvent. J'entends les portes claquer, la vaisselle voler. Un soir, Christophe abat toutes les fenêtres avec un revolver qu'il a acheté à une relation de nuit. Le lendemain, comme si de rien n'était, nous nous enivrons de champagne chez Castel. La police vient souvent chez eux, le gyrophare bleu de la voiture balaye les murs de mon studio du rez-de-chaussée. Un week-end, ils disparaissent tous les deux, Christophe, toujours pas majeur, au volant d'une Porsche. Le loueur de voitures s'impatiente et déambule dans l'impasse face à mes fenêtres. Voilà bientôt une semaine qu'ils sont partis et toujours pas de Porsche. Quand je revois Christophe, des années plus tard, il porte un splendide manteau en cachemire gris et flirte avec une héritière qui pourrait être sa mère.

Sans lien de cause à effet, je finis par détourner des chèques de ma SARL. Gabriel compte sur moi pour l'agence tandis qu'il courtise de jolies filles qui défilent trop vite pour que je me souvienne de leurs prénoms. Je travaille souvent tard le soir et me maudis d'être seul à le faire. J'ai aussi un découvert que je compte bien couvrir. Je commence à déposer des chèques de l'agence sur mon propre compte en banque, sans prendre la moindre précaution. Je me fais pincer par Gabriel et une réunion a lieu avec son père. Je propose de quitter l'agence. Ils ne s'y attendent pas du tout et acceptent à contrecœur. Gabriel va devoir mettre les bouchées doubles.

Je fréquente toutes sortes de gens la nuit, des acteurs, des voyous, des mannequins, des menteurs, des hommes d'affaires, des mythomanes, des chanteurs et acteurs de la mode, notamment le propriétaire d'une célèbre agence de mannequins. Je loue avantageusement mon studio de la rue Eugène-Manuel pendant un an à un mannequin de chez Lanvin, tandis que je file en Afrique pour quelques semaines de vacances, sans savoir que j'y resterai six mois, avant de vivre six autres mois en Grèce. Je suis un hyperactif qui aime ne rien faire. J'en fais l'expérience pendant cette année qui change ma vie.

J'apprends la douceur de vivre au soleil dans un pays qui n'est pas encore en guerre, la Sierra Leone. Je reste un mois dans un hôtel cinq étoiles, où, du matin au soir, la clientèle anglaise ne quitte pas la piscine. En quelques jours les corps ont la couleur du homard cuit. Je commets l'erreur d'inviter de jeunes Noirs au bord de la piscine de l'hôtel. Je les ai connus sur les plages, juste à la lisière des villages. La nuit, à cette époque, on y échange son argent à des taux bien supérieurs à ceux des banques ou des hôtels. J'ignore que les Noirs n'ont pas accès aux hôtels de luxe. Je me fâche avec le directeur et me retrouve dehors, avec ma valise, et mes amis qui décident de m'emmener chez leur grand-père à Blama. C'est un village de pêcheurs où personne ne parle le français ni l'anglais. Juste le timné, le dialecte d'une des dix-huit ethnies d'Afrique de l'Ouest. Mes amis m'abandonnent dès le lendemain matin et je me retrouve seul dans ce village. Étonnamment, je m'y sens bien. Je suis souvent réveillé à coups de botte par les pêcheurs, enroulé dans la moustiquaire qui me protège à peine des margouillats, des lézards géants qui rampent contre les murs de ma maison. Je pars avec ces hommes qui m'apprennent à jeter les filets et à attraper les poissons que nous mangerons le soir, sur la place du village, tous en cercle, sans assiette ni couverts, roulant des boules de riz mêlé aux morceaux de poisson et aux condiments. Je bois des sodas. Aucune maison dans ce village n'est équipée en eau ni en électricité. Je me lave le plus souvent dans la mer, parfois dans la rivière où mes pieds s'enfoncent dans la vase, griffés par les brindilles mortes. J'ai la barbe d'un Robinson.

Mes après-midi sont réservées aux enfants, qui portent tous des prénoms anglais. Ils me questionnent : là où je vis est-ce qu'il y a aussi une lune et des étoiles ? Je joue inlassablement avec eux, je les projette en l'air avant qu'ils disparaissent sous l'eau bleue, réapparaissent et en redemandent avec leurs rires francs et leurs petits yeux jaunes.

Je reste trois mois à Blama, puis je loue une maison isolée près de Freetown, la capitale, où Graham Greene a écrit *Le Fond du problème*[1] au City Hôtel, un lieu mythique aux canapés rouges en moleskine, ventilé par d'énormes pales suspendues au plafond et plutôt mal fréquenté à l'époque. Je découvre une librairie française et relis avec plaisir mes écrivains fétiches, Tennessee Williams, Carson McCullers, Christopher Isherwood, Truman Capote, tous aussi tourmentés que je le suis devenu. J'achète un vieux gramophone sur lequel j'écoute des airs de Glenn Miller ou de Tito Puente. J'essaye de tourner la page, de ne plus penser à mes parents. En Afrique puis en Grèce, je dirai que je suis orphelin. Que mes parents sont morts dans un accident d'avion, comme dans mon premier roman que je n'ai pas encore écrit.

Vingt-cinq ans déjà. La vie file trop vite, je noircis des milliers de pages que je consigne dans des cahiers depuis l'âge de dix ans. À cet âge-là, je tiens mon premier journal. Je ne me souviens plus de ce que j'y écris. Je le cache ensuite dans un faux plafond du placard de ma chambre. Un jour, mon père le découvre par hasard. Je le hais pour ça. Ce sont mes mots, pas les siens. Ce journal n'est pas destiné à être lu. Je le brûle sur le balcon de la fenêtre de ma chambre. Je le reprendrai quelques années plus tard et j'écrirai régulièrement jusqu'à ce que je rencontre Laurent, à quarante ans. J'y note le prénom de mes amants et ce qu'on a vécu ensemble. J'y inscris mes pensées les plus sombres pour les éloigner de moi. Je dis tout, sans restriction. Je ne cherche pas à bien écrire, je m'en fiche. Je le garde pour plus tard. À ce jour, je ne l'ai pas encore relu.

Je prends un billet pour la Grèce. Une première nuit à Athènes, la suivante sur le bateau qui m'emmène à Amorgos, l'île où plus tard sera tourné *Le Grand Bleu*[2]. J'y vis une de mes plus belles histoires d'amour en dehors de Laurent. Sten, un photographe norvégien aux yeux bleu pâle que l'on retrouve dans nombre de mes romans et de mes nouvelles. S'il m'avait demandé de rester, je l'aurais fait. Une tout autre vie. À Amorgos, nous allons de son studio sur le port de Katapola à sa maison dans la montagne, parcourons des kilomètres à pied ou à vélo. Nous allons chercher des bidons d'eau à l'extrémité des rochers pour nous laver. Il me photographie souvent. Je lui dois d'aimer jouer avec l'objectif. Chaque fois qu'un photographe me dirige aujourd'hui, cherche une expression que je refuse parfois de lui donner, je retrouve Sten en fermant les yeux. Je tiens à mon âme. Quand arrive le moment de rentrer à Paris, je n'arrive plus à contenir ma tristesse à l'idée de le quitter. Je m'apprête à partir quand Sten revient jusqu'au seuil de ma maison bleu et blanc et demande à me photographier. Je ne souris sur aucune de ces photos. Il s'en servira pour une exposition qui tournera dans plusieurs villes d'Europe. Je recevrai même un carton pour le vernissage à Amorgos. Je le reverrai un an plus tard, à Paris. Il a fui Oslo et son père horloger. Je prends de la cocaïne et le lui cache. Seuls dans l'obscurité de ma chambre, nous retrouvons un peu de la tendresse et des instants volés à Amorgos. Sten repart plus tôt, il ne supporte plus l'incessant ballet des voitures et leurs klaxons, les foules anonymes sur les trottoirs, la détresse des sans domicile fixe.

L'été d'après, je retourne à Amorgos. J'espère beaucoup de ces vacances, et de Sten. Je le retrouve tout en haut de Chora, là où les pierres s'élèvent en muraille. Il est allongé, regarde la lune énorme au-dessus de nous. Je me suis adossé au mur, à côté de lui, et je l'entends murmurer : « Je suis malade. » Je ne réponds pas. À son visage émacié et son corps amaigri, je comprends. J'ai vingt-cinq ans, nous sommes en 1984. Le Sida est sur toutes les lèvres. Lui l'a attrapé avec un touriste qu'il a emmené dans sa maison, là-haut, dans les montagnes. Sten a fait venir des États-Unis des poudres de toutes les couleurs qui teintent l'eau bouillante en rouge, bleu, orange ou vert. Il fait aussi bouillir sa propre urine. Ces couleurs d'artifice, l'odeur d'urine surtout, me soulèvent le cœur. Sten a besoin d'amour, je peine à le lui donner. J'ai peur de lui. Peur de l'attraper. Mon corps est en sueur. Je prends le visage de Sten entre mes mains et le regarde intensément. Je crains de tout oublier de lui. Je lui achète plusieurs photos, que j'égarerai au cours de mes nombreux déménagements. Je me souviens de l'une d'elles. Une longue étendue de pelouse et, en contrebas, les bleus contrastés de la mer. Je ne sais pas comment Sten a pris cette photo, mais il semble que la ligne de cette pelouse se termine là où commence la mer. Une impression de pureté, une peinture où tous les subterfuges de la photographie s'estomperaient sous les traits d'un pinceau. Je reste chaque jour à ses côtés, oubliant de me baigner et de profiter du soleil. Rien en moi n'est insouciant. Je perds mon bel amour.

Je ne suis jamais retourné à Amorgos. Le soleil s'est éteint pour moi sur cette île. Lorsque la douleur devient trop insupportable, je réagis toujours comme les enfants de mes romans ou comme le môme que j'étais. Je passe des larmes au rire pour mettre à distance le chagrin. Je ne me laisse pas envahir par la souffrance.

Ma vie à cloche-pied

J'ai une vingtaine d'années. J'ai gardé mon studio dans le XVIe arrondissement, rue Eugène-Manuel. Des amis m'ont aidé à tout débarrasser après le passage dévastateur de mon père et à le réaménager entièrement. Je refuse de parler de ce qui m'est arrivé. Je tourne la page.

J'ai tiré un trait sur Pascaline.

Je dors mal et me réveille souvent la nuit. Je vais dans le salon fumer plusieurs cigarettes et j'essaie de m'endormir. Je n'y arrive pas.

J'ai du mal à rester seul. Seul, je réfléchis, et je n'aime pas ça. Alors je me rhabille et je sors la nuit. Encore. Je vais danser dans une boîte de la rue de Beaujolais, où les garçons portent des vestes ou un pull noué sur les épaules. L'habit ne fait pas le moine, ces garçons sont bien plus délurés que moi. L'un d'eux me fera goûter à la cocaïne, qui, un certain temps, me donnera l'illusion d'être invincible avant que je m'effondre à nouveau sur le lit d'un hôpital psychiatrique.

Les années qui vont suivre sont miraculeuses. J'entre dans l'édition. Je dors trois ou quatre heures par nuit. Je rentre avec celui qui embrasse le mieux, j'assure dans la journée. Le week-end, il m'arrive de ne pas me coucher avant midi. Après la rue de Beaujolais, je vais rue des Petits-Champs. Là, les hommes sont plus âgés, la nuit prend une autre tournure. Je peux rentrer avec papa. Ou je finis chez Carmen, où les premiers ouvriers viennent boire leur calva tandis que des hommes en smoking fréquentent des prostitués. Je ne compte plus les allers et retours dans les toilettes des boîtes et des bars où je sniffe ma cocaïne avec un billet de dix francs. Celui que papa me filait en douce comme argent de poche ? Comment ne pas faire un lien avec ces billets de dix francs, entre l'addiction et mon père ?

J'ai beaucoup d'amis que j'invite régulièrement à dîner chez moi. Aucune conversation profonde, cela me convient parfaitement. On se prépare pour la nuit, on boit plus qu'on ne mange. Les sujets tournent autour des films qu'on a vus, des disques qu'on a écoutés, des garçons qu'on s'est tapés, des salles de sport où l'on travaille nos corps pour mieux séduire. On ne parle jamais de nos boulots, je ne sais d'ailleurs pas du tout ce que font mes amis. On sort généralement du jeudi au dimanche après-midi. Parfois, le reste de la semaine, je sors seul.

Je rencontre Jean-Paul, beau et alcoolique. On parle des nuits entières en buvant des bières ou du vin. Je m'attache à lui et sa famille à moi. Sa sœur me le dépose parfois pour que j'en prenne soin. Je le nourris à la petite cuillère et le couche dans mon lit. Mais Jean-Paul s'est aventuré bien au-delà du raisonnable. Sa mélancolie n'a d'égale que ces nuits où il se perd entre ses addictions et le sexe qu'il pratique sans protection. Je ne le sauve pas. De toute façon, il n'y tient pas. Il répète : « Il n'y a pas de moi. » Jolie métaphore pour exprimer son indisponibilité. Je le laisse s'enfoncer un peu plus dans l'obscurité et je tente de l'oublier. J'ai beaucoup de mal à me réveiller mais une fois passé sous la douche, je reprends mes esprits. Je bois une dizaine de cafés dans la journée. Pas une seule ligne de cocaïne au bureau, c'est la règle. Je cumule les aventures d'un soir. Je ne laisse jamais mon numéro de téléphone. J'aime les premières fois, la découverte, les regards qui s'allument, et partir après avoir obtenu ce qu'on est venu chercher. Je n'ai pas oublié SNCF. La nuit est propice à ce genre de rencontres. Je cherche à plaire. Je veux qu'on m'aime et qu'on me prenne dans les bras. Je refuse de m'attacher.

Mais la nuit, comme le reste, n'a qu'un temps. On crée des habitudes qu'on dénoue ensuite. Bientôt je me lasse de ces nuits vaines, ces petits matins glauques, quand j'aperçois, au détour d'un miroir, mon visage jaunâtre, terni par l'abus de tout. Des malaises que je ferai à plusieurs reprises dans les toilettes du Palace. De ces dîners que j'organise pour ne pas être seul. Je rencontre un financier généreux qui ne s'est pas remis de sa rupture avec « Antoine ». Je décide de remplacer Antoine et m'installe dans sa vie. La semaine, le financier roule en Fiat. Le week-end, il frime au volant de sa Porsche jaune moutarde du plus mauvais effet. Il m'inspire plusieurs nouvelles. Son originalité m'amuse, il ne se prend pas au sérieux. Par ailleurs, c'est un homme organisé. Les tasses du petit déjeuner sont mises sur la table de cuisine la veille au soir. L'été, les vacances se déroulent à Grimaud, où il possède un appartement. On y fait du ski nautique derrière son Riva. On danse en maillot de bain sur les coussins du bateau en écoutant des airs entraînants. Le soir, l'amour dure dix minutes, montre en main, douche incluse. J'ai eu ma dose d'amants fous, un peu de stabilité me fait du bien. Mais je n'arrive pas à lui faire oublier Antoine et nous finirons par rompre en 1992, l'année de mes trente-trois ans, au cours d'une fête que j'ai organisée et à laquelle il ne fera que passer alors que tous ses amis sont là. Ce sera le début de la première dépression, quand toute cette fatigue accumulée aura raison de moi.

La première dépression

Ma première dépression est sans doute la pire de toutes. Je ne sais pas encore qu'elles ne durent pas. Je me persuade que rien ne me guérira. Je ne supporte pas l'état dans lequel je me trouve. Je ne le supporterai jamais mais je finirai par m'y habituer, malgré moi. Elle commence un week-end, à mon domicile, boulevard Malesherbes en 1992. Je ne connais pas encore Laurent. Je partage la vie du financier qui longtemps après viendra à chacune de mes dédicaces. Je n'arrive pas à lire les épreuves d'un livre que je vais défendre. Une biographie d'Egon Schiele. J'essaye de me concentrer, mais rien ne vient, mon esprit s'embrume. Les lignes se chevauchent. Les titres de ses œuvres *Agonie*, *Résurrection*, *La Famille*, s'enfoncent en moi comme des aiguilles. Je craque au bureau, des crises de larmes que personne ne peut calmer.

Un médecin m'arrête pour un mois et m'envoie dans une clinique privée à Meudon. Maman est très présente. Elle paye toutes mes dettes et met de l'ordre dans mes papiers. Elle effectue même une démarche singulière. Elle appelle le financier, qu'elle ne connaît pas, et d'autres noms qu'elle relève au hasard dans mon carnet d'adresses, et prend rendez-vous avec chacun pour les entendre se confier à mon propos. Pour mieux me connaître ? Elle ne m'en parlera jamais. Le financier, oui. Et moi, je n'oserai jamais lui poser la question. Par la suite, elle laissera Laurent s'occuper de moi et ne mettra plus les pieds dans les établissements psychiatriques où je serai hospitalisé, en dehors d'Enghien, où l'atmosphère est si lourde qu'elle ne le supportera pas.

Je pars me reposer chez des amis dans le Gers où j'apprends à tailler les vignes. J'arrive à me lever le matin, à prendre ma douche, à apprécier les repas. Je me crois guéri. Je retourne travailler, trop tôt. Les crises de larmes reprennent. Je suis de nouveau hospitalisé à Meudon pour un mois. C'est étrange comme les lieux familiers vous deviennent étrangers lorsque le personnel n'est plus le même. Je ne reconnais rien. Je dois tout recommencer à zéro. Le médecin me prescrit un autre antidépresseur, qui n'aura aucun effet sur moi, ni le suivant, jusqu'à ce que je trouve la force de réclamer à nouveau l'Anafranil, qui, me semble-t-il, m'avait fait du bien à la première hospitalisation. J'ai le regard souvent tourné vers la fenêtre et je pense que je vais rester ainsi toute ma vie, dans cet état léthargique, la peur au ventre. Je suis las de tous ces gens qui viennent me voir, ma mère, mon père, des amis à qui je n'ai pas demandé d'être là, un écrivain même dont j'ai défendu le dernier roman, *Victor ou l'Amérique*, le sourire en balafre, qui s'exclame une fois dans ma chambre : « Mais c'est charmant ici ! » Plus tard quand je découvrirai Les Pressoirs du Roy où j'irai travailler *Autobiographie d'une Courgette*, c'est exactement ce que je dirai aux enfants. « Mais c'est charmant ici ! » Et eux me regarderont, l'air grave, en me répondant : « Mais non, ici, c'est une prison. » Alors je me souviendrai de ma chambre à Meudon avec ses barreaux aux fenêtres et cette interdiction de la quitter seul les deux premières semaines. Et de ce personnel souriant comme si tout cela n'était qu'un mauvais tournage de série B. Quand on souffre, le sourire des autres ressemble à une menace. On se fiche bien des gens heureux. On se roule dans sa noirceur. Jusqu'à ce qu'elle devienne insupportable.

Huit mois, c'est la durée minimale d'une dépression, un an de plus avec l'arrêt des médicaments. Mais l'évaluation de cette maladie n'est en rien une science exacte. Deux dépressions ne se ressemblent pas. Après tout, chacun est unique. La plus longue a duré deux ans ; la plus courte, trois mois. D'ailleurs, ces quatre-vingt-dix jours vont à l'encontre de tous les pronostics. Aucune dépression ne dure si peu. Pourtant, c'est bien ce que j'ai vécu. La toute première, sans hospitalisation.

J'ai « tout pour moi », selon la formule consacrée qu'un dépressif se refuse à entendre. Un compagnon, des amis, un appartement sympa, un travail dans ce milieu feutré de l'édition où j'ai toujours été protégé, où je me donne sans relâche même si au retour des dépressions la méfiance s'installe dans les regards : je dois regagner la confiance de chacun. Je suis trop heureux de retourner à ma vie d'avant. Je courbe l'échine, travaille sans regarder ma montre. Je sais qu'il me faudra du temps pour faire oublier mon absence. Je développe aussi un sentiment de culpabilité vis-à-vis de cette maladie qui n'est pas toujours bien accueillie en entreprise. Pour certains salariés, je me suis reposé derrière de hauts murs, tandis qu'ils se partageaient les livres que j'aurais dû défendre. Je sens la défiance dans leurs attitudes un peu forcées, tandis que je décide de faire au mieux mon métier d'attaché de presse, sans me soucier du reste. J'ai quelques alliés parmi les éditeurs, je leur parle des livres que nous avons en commun et que j'ai lus attentivement. J'évite de m'étendre sur ce que j'ai vécu dans ces institutions psychiatriques. Je veux leur montrer que je suis à leur écoute et au service de la maison. Un bon petit soldat en somme. Et c'est bien ce qui va me sauver. Je reprends confiance en moi, les résultats ne tardent pas. Pour la direction, je n'ai rien perdu de mon savoir-faire.

Défiance et méfiance disparaissent aussitôt. En quelques mois, j'ai repris pleinement ma fonction d'attaché de presse. Plus personne n'en discute. Je n'ai pas tenté de leur expliquer la souffrance ni le mal-être qui m'ont conduit jusque-là. Je n'ai pas cherché à me mettre en avant. Je ne crois pas que ce soit la meilleure des idées en entreprise. Il faut savoir se taire. Être un employé parmi les autres. Se mentir à soi-même. C'est le prix à payer.

Mon père, cet inconnu

Je pense à tout ce silence autour de mon père, que j'ai longtemps effacé. Aux amants de passage, j'invente invariablement sa mort dans un accident d'avion. Aux amis, j'oppose une résistance. C'est le sujet qui fâche et dont je ne veux pas parler. Gare à ceux qui insistent, je suis prêt à m'éloigner d'eux. J'apprendrai notre bagarre à ma sœur très tardivement. Et je n'en dirai jamais un mot à ma mère. Mes papillons de nuit ne m'en parlent pas, nous sommes tous nés orphelins sans nous le dire. Mais pour la première fois, face aux médecins de cette clinique privée à Meudon où ma chambre ressemble à celle d'un appartement, je parle de lui.

J'ai un peu de mal, au début. Je m'emporte. J'insulte un médecin. Je pense à mes carnets où j'écris tout sur lui. Je réfléchis à cette difficulté que j'ai à parler de mon père. Pourtant, en général, je ne me défends pas trop mal à l'oral. Ma voix grave séduit. Mon attitude est calme quand tout est dynamité à l'intérieur.

Je raconte enfin mon père. Je précise qu'il n'est pas violent, comme si je cherchais à le défendre. Juste colérique. Abandonné par le sien à la naissance. Reconnu tardivement. Fils unique de sa maman adorée qui détestait la mienne. Un père qu'il finira par mettre à la porte. Il aurait pu m'aimer, ne pas rejouer le même scénario que celui que son père lui a imposé. C'est peut-être aussi de ma faute.

Toujours cette empathie qui m'empêche de juger.

Aussi loin que remontent mes souvenirs, cet homme m'agace. Je n'aime ni l'odeur de sa Mercedes, ni son parfum Habit rouge que je ne supporterai chez aucun homme, c'est même un motif de rupture immédiate. Je n'aime pas ses yeux rieurs et ses blagues nulles, elles ne m'ont jamais fait rire. J'ai honte de lui quand il les raconte. Il lui arrive de pincer les fesses de maman, ça me révolte. Je me revois le provoquer, un jour à dîner, tandis qu'il repose brutalement son verre comme on abat une carte sur un tapis de jeu. Je lève le mien et, sans le quitter des yeux, je le descends le plus lentement possible avant de le poser à mon tour sur la table. Je prends son billet de dix francs qu'il me glisse discrètement pour augmenter mon argent de poche, sans que maman le voie. Il m'achète, mais ça m'arrange. Parfois, il se met à chanter en russe. Pourtant, personne n'est russe dans la famille. Il a même enregistré un disque, un 78-tours. Sur la face B, c'est une chanson d'Yves Montand. Il fait son show à la maison.

Il doit sentir que je ne l'aime pas. Il me cherche parfois mais ne me trouve jamais.

Le dimanche, il nous emmène tous déjeuner dans un restaurant chinois, rue Mademoiselle. J'aime ça, les vapeurs, les brindilles de viande qui surnagent dans la sauce, les chips chinoises qui collent à la langue, les baguettes dont je ne sais pas me servir. Est-ce lui qui m'a appris ? Je ne sais plus.

À la mort de ma grand-mère maternelle, grand-père vient vivre à la maison. Il n'est pas très drôle. Un jour je lui ai piqué de l'argent dans son portefeuille, là où ils habitaient avant, rue Saint-Didier, dans le XVIe arrondissement. On y faisait, ma sœur et moi, des tours de balançoire dans les jardins du Trocadéro. Ma grand-mère était douée pour faire la cuisine. Elle nous servait des tartes de pommes de terre qu'on mangeait avec des salades incroyablement assaisonnées. Autrefois, grand-père était maître d'hôtel et ma grand-mère gouvernante chez une famille de rentiers près de Chantilly. Pendant toute la durée de la guerre, maman et ses deux frères ont vécu chez les V., sans jamais manquer de rien. Rue Saint-Didier, la plupart du temps je m'ennuyais. Je jouais aux Lego, je feuilletais *Télé 7 jours*. À croire Geneviève, j'étais le préféré de ma grand-mère maternelle, mais je ne m'en souviens pas. Chez nous, grand-père lit *France Dimanche* dans le fauteuil du salon. Tous les jours, papa le lave dans la baignoire de la salle de bains. La porte est fermée mais je l'entrouvre une fois, et observe en silence l'étrange douceur des gestes entre ces deux hommes. Papa frotte une grosse éponge dans le dos de grand-père, puis la passe délicatement sur ses bras, savonnant puis rinçant, avant d'en faire autant avec ses jambes et ses pieds. Grand-père lui raconte la guerre. Les obus auxquels il a échappé.

Dis, papa, quand je serai vieux, tu me laveras comme ça tandis que je te raconterai mes dépressions ?

Papa vient me voir dans cette clinique, à Meudon. Nous remontons les longues allées d'arbres sous la brume. Aucun de nous ne parle de poings ni de ma machine à écrire qu'il a envoyée dans le miroir. C'est trop tôt, sûrement. Cela explique peut-être pourquoi je ne me souviens pas d'un seul mot sortant de sa bouche. *Tout va bien. Rien ne s'est passé. Prends soin de toi. Guéris, mon fils.*

Je viens de laisser passer quatorze ans entre nous pour ne me souvenir de rien. Formidable.

Je vais le voir près de Vichy, dans cette campagne où il vit avec Évelyne devenue Laura, et leur fille Marie-Diane. Belle-maman est maintenant voyante, comme Jeanne, la mère de mon père. Elle est guérisseuse, aussi. Plus tard, on héritera de sa part de petits sachets « magiques » qu'il nous faudra porter, Laurent et moi, dans nos caleçons, trois jours et trois nuits, pour nous en débarrasser la quatrième nuit, avant minuit, dans la Seine, afin que le mauvais œil s'éloigne. La première fois à Vichy, je m'en souviens parfaitement, papa a nié qu'il s'était passé quoi que ce soit dans mon studio de la rue Eugène-Manuel. J'ai cru prendre une décharge de chevrotine. Il a fallu une seconde visite chez lui, un an plus tard, pour qu'il reconnaisse son acte. Et je l'ai pardonné. La vie, elle, n'en a rien fait.

Quand il a eu ses premiers ennuis de santé, je suis allé le voir dans cet hôpital où il ne produisait plus assez de globules rouges. J'ai fait semblant d'entrer dans sa vie. Il a réservé un bel accueil à Laurent. Un prêté pour un rendu. Les mots entre nous n'ont jamais été notre fort. En famille, qui s'en rendrait compte ? Mais une fois face à face, je ne trouve rien à lui dire. Et lui non plus. C'est comme une chanson dont on a oublié le refrain. Un trou noir sur scène.

J'en ai, pourtant, des sentiments à son égard. L'indifférence, le pardon, l'oubli. Il ne me manque que l'amour, ou la haine. Je l'ai cherché avec des hommes de son âge, mais l'ennui a pris le dessus. Quand ils me prenaient dans leurs bras, c'était lui que je voyais et ça me donnait envie de fuir ou de leur péter le nez. J'ai fini par éviter soigneusement les hommes de son âge. Trop dangereux, j'en serais arrivé à en tuer un. Voici venu le temps où je les préfère un peu plus jeunes. Avec Laurent, nous avons juste six ans de différence. Et je n'ai jamais ressenti cet écart entre nous.

Une de mes dernières dépressions nous a définitivement éloignés de mon père et de ma belle-famille. Ni Évelyne devenue Laura ni lui ne comprennent cet état. Et nous nous sommes quittés sur la seule chose à laquelle il aurait dû s'intéresser, s'il avait été vraiment un père.

Geneviève m'a dit récemment qu'il se perdait parfois en rentrant chez lui. Elle m'a fait lire aussi le texte du poète russe Joseph Brodsky : « Ce qui me préoccupe, c'est que l'humain, incapable d'articuler sa pensée, de s'exprimer de manière adéquate, se tourne inévitablement vers l'action. Le vocabulaire de l'action étant limité, pour ainsi dire, à son corps, il agira violemment, étendant son vocabulaire avec une arme là où il aurait dû y avoir un adjectif. »

Un seul adjectif, à la place de ses poings, aurait pu tout changer.

Ma vie en pas chassés

Je pleure seul dans la rue. Je me fiche bien des inconnus qui me regardent et des émotions que mes larmes éveillent en eux, je ne veux rien en savoir. Je tombe par hasard sur Nicole L. qui a été ma patronne les trois premières années aux éditions Jean-Claude Lattès. Émue, elle me prend par le bras et m'entraîne dans un salon de thé. Je sanglote sans pouvoir m'arrêter. J'essaye de lui expliquer ce qui ne va pas, mais je pleure trop pour m'exprimer correctement. Peu à peu, les regards se tournent vers elle, un peu méprisants, comme si Nicole était la cause de mes larmes. Nous en rirons ensemble, bien plus tard.

Je vais bientôt faire ma deuxième dépression, mais je ne le sais pas encore. Je n'ai pas encore appris à reconnaître les signes. Un de mes romans, *Les Amis de Paul*, vient d'être refusé par plus de trente éditeurs. L'un d'eux me conseille d'arrêter d'écrire. Aujourd'hui, je ne saurais défendre ce texte plus que je ne l'ai fait à l'époque. Un roman choral où le protagoniste, Antoine, me ressemble beaucoup. Enthousiaste, curieux, naïf, il emménage dans un nouvel appartement. Son propriétaire est séduisant et riche. Ils se fréquentent, ainsi que les amis du propriétaire, tourmentés et oisifs. Antoine s'imagine accepté par cette nouvelle bande d'amis et tombe amoureux de l'un d'entre eux, Amaury, qui commet un meurtre. Par amour, Antoine va endosser le crime tandis que peu à peu, la bande va se détacher de lui. Je n'ai jamais relu *Les Amis de Paul.* Peut-être que je le reprendrai un jour. Ou qu'il restera sur une étagère.

Le roman correspond bien à ce que je vis ces années-là, juste avant le passage à l'an 2000. Je prends toujours de la cocaïne, comme Antoine. Je suis tombé amoureux d'un journaliste de *Paris Match* qui n'est pas pour moi et pour qui j'irais jusqu'à endosser un meurtre. Je suis fou de lui. Mais je ne consomme plus la drogue comme avant. Désormais, c'est à l'occasion. Elle va bientôt se présenter sous les traits d'un séduisant éditeur. Je tombe sous le charme de cet Argentin au physique plutôt banal mais si drôle que je n'hésite pas à entrer dans son lit, puis dans sa vie. Pas simple, il est marié et père de deux enfants. Je le retrouve souvent dans sa garçonnière du Ve arrondissement, rue Mouffetard. Grâce à lui, je découvre le génial Caetano Veloso et sa voix caressante. On écoute inlassablement l'album *Ao Vivo* en sniffant des rails de cocaïne sur sa table de nuit, avant de disparaître sous les draps. Je trouve un maître en la matière, Ézéchiel est le plus grand jouisseur que j'aie jamais rencontré. Il aime profondément la vie, les excès, les secrets, s'amuser, boire, manger. Et comme tous les excessifs, il est profondément angoissé. Le dimanche, j'ai pris l'habitude de courir au bois de Boulogne. À mon retour, j'ai dix messages de lui.

J'habite un nouvel appartement, rue Mayran, dans le IXe arrondissement. Il y dort parfois. Nous parlons du monde de l'édition, qu'il connaît mieux que personne. Il m'en apprend chaque fois un peu plus sur les gens que je fréquente dans mon travail. Il me révèle toutes sortes de secrets qui me font rire. Il voyage beaucoup, n'est pas souvent disponible. J'aimerais passer un week-end avec lui en dehors de Paris mais il reporte toujours à plus tard. Un jour, oubliant un joint dans le repli d'un plaid, il met le feu à mon canapé. Il se réfugie dans ma chambre tandis que je jette des seaux d'eau pour éteindre le début d'incendie. Je passe des heures à éponger le parquet. Ézéchiel s'est endormi sur mon lit.

Tout cela ne rime à rien. Le week-end tant espéré, un voyage à Londres, arrive trop tard. Alors que je me refuse à lui, Ézéchiel écume Jermyn Street et m'offre des cadeaux dispendieux.

Je dépense trop d'argent. Mon compte est constamment à découvert. Moi qui d'habitude parle rarement de moi aux écrivains que je défends, je me confie à l'une de mes auteures. Celle-ci est une icône pour moi. J'ai des photos d'elle que j'encadre depuis qu'adolescent j'ai découvert *Bonjour tristesse*[1].

J'ai tout lu de Françoise Sagan, ses pièces, ses nouvelles, ses essais, ses romans. J'adore cette petite musique un brin cruelle et cette fausse insouciance que je ressens si souvent autour de moi. Je défends son nouveau livre, *Derrière l'épaule.* Je m'attache à elle. Et à Ingrid, sa compagne, avec qui je commence à sortir le soir. Ézéchiel n'est jamais là. Avec Ingrid et Françoise je m'amuse. Avenue Foch, les canapés sont recouverts de petits coussins sur lesquels Ingrid a fait broder les titres des livres de Françoise. Les *kakemonos* d'une rencontre en librairie pendent au plafond. On joue aux cartes. On déguste du saumon fumé dans des assiettes en argent. On boit de la vodka. On écume les plateaux télé où Françoise traîne la patte. Elle n'aime pas promouvoir ses livres. Juste avant un direct sur France Inter, elle fait un malaise. Les pompiers débarquent à l'hôtel Lutetia où les éditions Plon l'ont installée pour le mois. Elle arrive en retard à une célèbre émission littéraire, préférant finir la partie de cartes que nous avons entamée ensemble. Elle ignore les cendriers et écrase ses cigarettes un peu partout, sur la cheminée, le frigidaire ou sous son escarpin. J'arrange la décoration de sa chambre. Je tire les fauteuils pour faire disparaître les trous que laissent ses cigarettes sur la moquette.

Je l'accompagne à Granville où elle se fait opérer de la hanche. Françoise n'est pas dans les meilleurs termes avec son éditeur, j'obtiens facilement une semaine pour rester avec elle. Elle pleure dans l'eau de la piscine, au milieu de tous les handicapés. À table, on lui sert une carafe de vin ; la carafe et les verres sont teintés pour dissimuler leur contenu. Elle ne circule qu'en chaise roulante, que je conduis sur les rues pentues de Granville. Je deviens un pro du fauteuil à roulettes ; cela me servira plus tard, avec Geneviève, quand je lui ferai faire le tour du pâté de maisons chaque semaine.

Cette nuit-là à Paris, peu après Granville, le téléphone sonne. Je regarde le cadran de mon réveil, il est plus de deux heures du matin. C'est Ingrid, qui se fiche pas mal de me réveiller. Elle me propose une somme d'argent importante si je veux bien m'installer avenue Foch : cela réglera mes problèmes de découvert et Françoise sera heureuse de me savoir plus proche. Je ne réfléchis pas. Je fais mon sac, commande un taxi et je file les rejoindre dans le XVIe arrondissement.

Les ennuis commencent. Françoise et Ingrid vivent la nuit et s'abrutissent de somnifères le jour. Leur femme de ménage lève les yeux au plafond et répète à qui veut l'entendre que « ce n'est pas une vie, ça ». Quant à moi, je m'assoupis sur mes dossiers dans ce beau bureau de Plon qui donne sur la place Saint-Sulpice. Je fais de courtes siestes pour récupérer. Nous dînons souvent au restaurant, je ne sors jamais mon portefeuille. Je suis entretenu, je ressemble au garde du cœur du roman homonyme de Françoise Sagan[2]. J'apprends beaucoup sur sa vie, sur cette solitude qui l'effraye, sur ces sommes indécentes aussi, qui entretiennent toute une cour autour d'elle, cour dont je fais partie maintenant. Elle me dit un jour qu'elle n'a jamais écrit un livre dans un état normal. Par bravade ? Je ne la crois pas.

Le soir, de grandes fêtes sont organisées avenue Foch. Toute sorte d'invités s'y pressent. Une navigatrice qui tente de vendre son bateau à Ingrid, des hommes d'affaires qui se débarrassent vite de leur veste et desserrent leur nœud de cravate, un médecin (on ne sait jamais), des papillons de nuit qui volettent d'un canapé à l'autre et dans lesquels je ne me reconnais plus. La vodka est glacée, mes sentiments aussi. Rien ne me paraît réel, sauf mon mal de crâne quand je retrouve mon bureau. Françoise m'a surnommé « Chiffon ». Est-ce à cause de mon visage qui commence à accuser sérieusement la fatigue ?

Je ne dirige plus rien, tout m'échappe. Je sais que je vais droit dans le mur. Ma main tremble, j'ai du mal à tenir mon gobelet de café. Je transpire beaucoup. Ma concentration est nulle. Je décide de retourner en clinique et appelle P., le beau psychiatre, qui m'arrange mon premier séjour à Montpellier. Je dois laisser Paris derrière moi, l'avenue Foch, la vodka et la cocaïne, les garçons qui m'entraînent encore, la nuit, rue de Beaujolais ou ailleurs.

J'annonce à Ingrid que je vais les quitter. Elle s'enferme dans les toilettes de l'appartement et crie que tous ses amis sont enfermés dans des hôpitaux psychiatriques. Françoise s'inquiète, tente de la raisonner. Ingrid ne répond plus. Quand elle abandonnera les toilettes, ce sera pour un shopping dément rue du Faubourg-Saint-Honoré, où les vendeurs arriveront avenue Foch bien avant elle, accumulant des dizaines de sacs dans l'entrée de l'appartement. Le dernier soir, Ingrid m'envoie faire des courses au Drugstore Publicis. Je ne sais par quel miracle je remplis ma mission. J'achète le saumon et le pain de seigle, la vodka et le caviar. Je me cogne à tous les clients, je sue, mon cœur bat à tout rompre. Françoise dîne dans sa chambre et Ingrid m'abandonne au premier toast. J'accroche ma veste à une chaise dans l'entrée. Dans une poche intérieure, j'ai mis mes billets de train pour Montpellier, mon portefeuille et mon passeport. Et je vais me coucher.

Je dors mal, je me réveille avant l'heure. Je prends une douche. Je m'habille. J'attrape ma veste et, par réflexe, je vérifie la poche intérieure. Elle est vide. Envolés, les billets de train, le portefeuille et le passeport. Je fouille toutes les poches. Je tremble, je sens monter l'angoisse et la panique. J'essaie de réfléchir, je n'y arrive pas. Je prends le métro en sautant par-dessus le tourniquet. Mon sac en bandoulière, je me rends place Saint-Sulpice, au café de la Mairie. Fébrile, j'appelle la secrétaire du patron et lui explique la situation. Je parle trop vite, les mots se bousculent. La douce Nicole me donnera de quoi acheter un billet de train. C'est tout ce qu'il me faut.

J'arrive à Montpellier comme une bouilloire sur le point d'imploser. J'explique que j'ai juste ce sac et rien d'autre. Que je n'en peux plus. De grosses gouttes de sueur tombent sur mes yeux. Je ne vois plus rien.

Un infirmier me conduit à ma chambre. L'unique fenêtre donne sur un pylône. *A room with a view.* Je m'effondre sur le lit tout habillé. Je suis épuisé. Je n'arrive plus à maîtriser mes tremblements. Toutes mes pensées dansent un rock endiablé. Il me faudra plus d'une semaine pour retrouver un semblant de calme.

Françoise et Ingrid ne prendront jamais de nouvelles de Chiffon. Je vais me sevrer de la cocaïne, d'Ézéchiel qui ne m'appellera pas davantage, des papillons de nuit qui se sont évaporés. J'ai l'impression d'entrer dans mon roman *Les Amis de Paul,* un brin prémonitoire, où mes nouveaux amis prennent le large. Je vais écouter les médecins, parler de moi comme jamais je ne l'ai fait. Je vais enfin tout dire, cracher les mots, mon enfance et mon adolescence, mon père, ma mère, ce manque de confiance qui me ravage, mes « tentatives de survie » comme je les appelle, le mal-être, le fond vertigineux de mes pensées, le temps qui s'écoule si lentement pendant les dépressions et si vite en dehors, ma sensibilité extrême qui me donne parfois le sentiment d'être sur un ring et de prendre des coups sans être en mesure de les rendre.

Gainage

Je me souviens de Stéphane B. me prenant dans ses bras, à France Inter, heureux que je sois de retour. De journalistes amis qui me murmurent : « Il était temps que tu t'occupes de toi. » J'ai réussi à me sevrer de la cocaïne, plus jamais je n'en prendrai. J'ai rompu avec Ézéchiel qui a cherché à me revoir. J'ai repris mon travail d'attaché de presse et tenté de me faire oublier. J'ai toutefois l'idée d'un roman que je vais construire à partir d'une nouvelle, *Icare et Camille*, écrite quand j'avais quinze ans. Une histoire d'orphelins qui refusent de se séparer. Un peu comme ceux de la rue de Beaujolais. Icare, envoyé dans des familles d'accueil, est un véritable garnement et aucune famille ne veut le garder. Aux éditions Plon paraît le livre d'un juge pour enfants. Je l'interroge sur le sort des enfants dans les maisons d'accueil. Je prends des notes. Le juge m'envoie à la Fondation Cognacq-Jay et aux Pressoirs du Roy, une maison d'accueil près de Fontainebleau.

Au rendez-vous avec la directrice du foyer, je n'en mène pas large. Je n'ai publié qu'un seul roman, *Papa et maman sont morts,* dix ans auparavant, en 1991. Certes je dirige le service de presse d'une grande maison d'édition mais tout cela n'a aucun rapport avec ma démarche singulière. Je veux pouvoir approcher les éducateurs, la psychologue, l'instituteur et surtout les enfants.

Dans un premier temps, la directrice m'autorise à voir les adultes. L'endroit est surprenant, un château ceint d'un parc immense derrière lequel coule une rivière. Je me dis que les enfants ont de la chance de vivre dans un lieu pareil. Je comprendrai plus tard que la chance n'a rien à faire ici, que dans leurs petites têtes ce château est comme une prison. Pour ceux qui ont encore leurs parents ou l'un des deux, peu importe qu'ils se tapent dessus, se droguent ou sortent de prison, c'est chez eux qu'ils pourront rentrer le week-end. Les autres attendent d'éventuelles visites qui ne viennent jamais. J'interroge les éducateurs. Je suis frappé par leurs différences de points de vue. L'un invite un enfant des Pressoirs au déjeuner familial du dimanche. L'autre sépare sa vie professionnelle de sa vie privée. Une troisième donne tout à ces enfants qui n'ont rien. Pas de vie privée, pas le temps. Dans *Autobiographie d'une Courgette*, tous les adultes s'inspirent de ceux que j'ai rencontrés à l'exception du gendarme, inventé.

La police n'a pas bonne presse cette année-là. J'imagine un flic bienveillant.

Quand la directrice m'autorise à fréquenter les enfants, on est bien d'accord : pas question que la vie de ces mômes apparaisse dans un roman. Je déjeune avec eux au réfectoire. Je les accompagne à la piscine. Surtout, je retourne sur les bancs de l'école avec eux, ce qui les fait rire. Ce grand dadais au fond de la classe qui griffonne dans ses carnets, c'est moi. J'écris le livre entre mes séjours aux Pressoirs du Roy pour ne rien perdre de tout ce que j'y ai appris.

C'est à ce moment-là que je rencontre Laurent.

En bas de mon immeuble, rue Mayran, dans le IXe arrondissement. Son sac de courses se déchire, tout roule vers moi. J'arrête une bouteille de Coca du pied et relève les yeux. Laurent est beau. Ses yeux verts me scrutent et sourient. Je l'invite à boire un verre de Coca à la maison. Il hésite et dit oui. Plus tard, il m'avouera avoir pensé : « Mais qu'est-ce qu'il me veut, ce grand con ? » Laurent va bouleverser ma vie, je ne le sais pas encore. Depuis ma dernière dépression, je fais attention à tout, particulièrement à mes excès. Je viens d'avoir quarante et un ans. J'en ai assez de sortir la nuit, je bois peu, je ne me drogue plus. J'ai des amants occasionnels auxquels je ne m'attache pas. Laurent vit à deux cents mètres de chez moi. Je ne l'ai jamais croisé, nous ne fréquentons pas les mêmes lieux. Lui, c'est le Queen, sur les Champs-Élysées ; moi, c'était le Kit Kat, dans le IXe arrondissement, je n'y mets plus les pieds depuis que j'ai arrêté la cocaïne. Laurent aime les bistrots simples et les restaurants chinois, moi je préfère le Costes, rue saint-Honoré, où j'allais avec Ingrid. J'ai du mal avec deux brosses à dents dans le même verre, l'idée de passer la nuit chez un amant me déplaît, quant aux piles de chemises ou de tee-shirts sur la même étagère, non merci. Pourtant, Laurent va s'installer chez moi et rendre son appartement deux mois après notre rencontre. Nous allons faire de nombreux voyages à Londres, au Mexique, à Amsterdam. Je ne me reconnais pas moi-même. J'accepte cette nouvelle vie, car tout me semble naturel. Pour la première fois, je suis en couple et heureux.

Autobiographie d'une Courgette paraît chez Plon en 2002, l'éditeur dont je dirige le service de presse. Je sais que ce n'est pas une bonne idée. J'aurais dû contacter d'autres éditeurs mais les trente refus essuyés pour les *Amis de Paul* ont laissé en moi la crainte de ne plus être publié, et quand Olivier Orban me donne son accord je ne réfléchis pas davantage.

Le livre à sa parution est vite un succès. Je l'ai dédié à Laurent, comme je le ferais ensuite pour tous mes livres. C'est grâce à lui, toujours, que je trouve le temps d'écrire. Il me simplifie la vie en se chargeant de tout. À tel point que lorsqu'il s'absente, je mange toujours froid. Je ne sais rien faire fonctionner. Tandis qu'*Autobiographie d'une Courgette* entre dans les listes des meilleures ventes, j'enchaîne les émissions, pars en province à la rencontre des lecteurs et j'adore ça. Les salles ne sont pas toujours pleines, quand elles ne sont pas simplement occupées par des passants qui ont fui la pluie et s'endorment tandis que je pérore.

Mais ce bonheur est de courte durée. Tout semble bien aller pourtant. Je suis heureux avec Laurent. J'ai écrit un livre qui a du succès. J'ai un chouette appartement, un travail que j'aime. J'ai enfin trouvé un équilibre et tout va me filer entre les doigts. Cette troisième dépression qui s'amorce restera la plus inexplicable de toutes, et la plus rude. Elle va durer deux ans. Un an complet d'hôpitaux ou cliniques psychiatriques dont Cochin, Enghien, Sainte-Anne, la Pitié-Salpêtrière, La Lironde à Montpellier. Un an pour remonter la pente. Les médecins évoqueront l'incidence du succès. La fatigue. Mais les dépressions sont en grande partie inexplicables, c'est ce qui les rend si complexes. L'explication rassure toujours. Les proches, l'entourage, le patient lui-même, ont besoin de savoir. Rester dans le flou est insupportable.

Je reconnais les premiers symptômes. Je me réveille souvent la nuit et fume plusieurs cigarettes. Le moindre souci devient une montagne. Je me sens triste sans comprendre pourquoi. Je m'en veux presque d'en être arrivé là. Je m'imaginais sorti une bonne fois pour toutes de cette maladie. Laurent sent bien qu'il se passe quelque chose d'anormal mais ne comprend pas encore l'ampleur de ce foutu symptôme. Au bureau, le dernier jour, je m'écrase une cigarette dans la main face au regard sidéré du directeur financier, qui ne sait pas comment réagir. Cette fois, j'ai peur de perdre mon boulot. Depuis que je travaille ici, c'est ma deuxième dépression.

Revenir trop tôt serait une erreur, alors je traîne dans les établissements psychiatriques et sur leurs bancs, à fumer des centaines de cigarettes. Une année d'institutions psychiatriques dans lesquelles Laurent viendra me voir le plus souvent possible. Nous ferons des centaines de parties de petits chevaux pour passer le temps et éviter de comprendre ce qui nous arrive. Je ne parviens plus à rassembler mes pensées, à être positif ; j'ai peur, une fois de plus, d'y rester.

Laurent m'apporte le courrier, principalement des factures. J'en tremble. Le montant des impôts à payer est égal au premier chèque que je reçois pour *Autobiographie d'une Courgette*. Cela ne s'invente pas. Je n'arrive pas à regarder les infos, tout cela est bien trop anxiogène pour moi. Je me fous royalement de tout ce qui se passe dans le monde.

Un médecin me transfère à Sainte-Anne. Je suis terrifié. Mais je n'y vois aucun fou à chapeau pointu, les autres pensionnaires me ressemblent, pour la plupart. En tout cas dans l'aile où la nuit je suis enfermé à clé. Le premier jour, le hasard, je partage ma chambre avec un journaliste que je connais. Il est nu en permanence. Sa fiancée vient le voir tous les jours. Plus tard il écrira sur son parcours, des livres bouleversants. Ce hasard créera un lien fort, il me semble, entre nous. On n'a pourtant déjeuné pour la première fois ensemble que très récemment. On a échangé nos addictions, nos expériences, nos sourires fragiles.

Je suis les prescriptions des médecins à la lettre. Je n'ai jamais failli, même chez moi. Je sais qu'à l'hôpital certains patients font semblant d'avaler le comprimé pour le recracher ensuite, puis une fois de retour chez eux cessent de prendre leurs médicaments. J'ai lu sur Internet les ravages que l'interruption de ce genre de traitement provoque. Je sais tout des comprimés que je prends. Je suis un bon petit soldat, là encore, obéissant. Je m'habitue aussi à dormir avec des somnifères, je mettrai des années avant de m'en libérer.

Chaque jour, j'attends Laurent avec une folle impatience. Parfois, il ne peut s'empêcher de pleurer, il me demande quand je rentre. Même si je ne le montre pas, le voir dans cet état me bouleverse. Je me dis que tout ça est de ma faute, qu'il y a chez moi quelque chose qui ne va pas, un défaut de fabrication qui m'empêche d'être normal. Et si je souffre, que dire de Laurent, de mes proches à qui j'inflige cette maladie psychique ? Maman est venue une fois, au début, à Enghien où les pathologies des patients sont inquiétantes. Des zombies déambulent dans le parc, les yeux fous, gesticulant comme s'ils se défendaient contre une menace invisible. Maman n'a pas vraiment aimé. Sa tour d'ivoire est fragile. Elle a chargé Laurent de gérer les visites en échange d'un couvert le dimanche soir, chez elle, pour qu'il lui fasse le récit de ma semaine. Mon oncle et ma tante, avec lesquels je me suis réconcilié depuis la cure de sommeil de maman à Montmorency et pas encore fâché à nouveau au point de ne plus les voir, viennent de temps à autre. Ma cousine Joëlle est là aussi. On part à la recherche d'un salon de thé pour partager des gâteaux au chocolat.

C'est fou comme le temps passe lentement quand on est dépressif. J'ai si souvent regardé ma montre que j'ai du mal à en porter aujourd'hui. Le lever à sept heures n'arrange rien. Une discipline qu'on est chargé de reproduire chez soi, après. Des repas équilibrés, et souvent immangeables. Des carafes d'eau que je dois saisir à deux mains pour servir à table. Certains patients arrivent toujours à se procurer de l'alcool, moi je fume à la fenêtre de ma chambre. Chacun résiste à l'autorité comme il peut. Je me souviens d'une fille, la trentaine, qui crie en arrivant au réfectoire. Des cris déchirants, autant de souffrances évacuées. Elle porte un blouson de cuir et une frange lui cache les yeux. Elle me fait peur. Je ne l'aborde ni ne la cherche du regard. De toute façon, la fille à la frange ne s'intéresse à personne. Quand elle s'en va, un grand silence s'abat sur le réfectoire. Et j'avoue que ses cris me manquent, elle apportait un peu de vie, finalement. La plupart du temps, les repas sont incroyablement silencieux. Chacun est perdu dans ses pensées, quand un patient ne dort pas à même la table. Les prises de médicaments ont souvent lieu après. On déambule les uns derrière les autres en savates, en pyjama, en jogging, en short. Je suis le seul en pantalon et en chaussures, chaussettes incluses. Un infirmier vérifie les prescriptions, un autre les prépare, un troisième les donne au patient. Et chacun s'en retourne à sa chambre. Immense solitude de tous ces malades dont je fais partie.

Laurent, rue Mayran, se fait consoler par ses amies indéfectibles, Céline et Laure. Je dois me soigner pour moi d'abord, pour lui ensuite. Je ne saurai jamais si le fait d'avoir autant changé d'établissement cette année-là a ralenti ma guérison, ou pas. Jamais je ne suis resté aussi longtemps dans ces lieux qui ont fini par m'isoler et détruire le peu de confiance que j'ai en moi. L'effet paradoxal des institutions psychiatriques. Quand Laurent me récupère à Montpellier, un an a passé et je ne vais pas vraiment mieux. Mais j'en ai assez d'être à La Lironde. Depuis des jours je mens à tout le personnel médical en leur assurant que je suis guéri.

Je sors le jour de la mort de Marie Trintignant. Le 1er août 2003. Son beau visage s'étale dans la presse. Tout pénètre en moi comme le clou et le marteau. Laurent m'emmène à Juan-les-Pins, un séjour dont aujourd'hui je ne me souviens plus du tout. Trou noir.

Plusieurs années plus tard, à la faveur d'une nouvelle dépression, nous irons aux Bahamas, invités par un de mes amis d'enfance qui vit à Miami. Une maison en bord de mer avec piscine, à Nassau. Je ne ressentirai ni la beauté du lieu, ni les couleurs subtiles de la mer. Tout m'échappe. Je suis là sans y être. Nous empruntons les matelas pneumatiques de la maison pour rejoindre une plage idyllique. Une longue traversée, allongés, à battre des mains dans l'eau sur nos matelas. Une fois échoués, nous avons la plage pour nous. Nos pas laissent de profondes empreintes dans le sable blanc où j'adore m'étendre les bras en croix. On peut être dépressif et quand même heureux, ou du moins apprécier un moment de bonheur.

Attaché de presse

Jamais je n'aurais cru faire ce métier. Je ne suis pas fasciné par les écrivains, ni par les artistes en général. Il y a dans la fascination une dépendance qui me déplaît. J'aime les rencontres soudaines qui vous donnent le sentiment d'être vivant. Et dans mon entourage, il y a trop de gens sans étincelles. Je m'intéresse au talent, à la fragilité, au sensible, à l'extrême gentillesse. Je m'ancre aux tourments, à ceux qui se réparent. Je me fiche de l'ego. J'ai défendu des milliers d'écrivains en trente-cinq ans de vie. Parmi mes intimes, je n'en compte pas plus de cinq.

Le monde de l'édition est très conservateur, et par extension très hypocrite. Je me suis toujours senti en marge, probablement parce que j'ai commencé à écrire bien avant d'entrer dans ce milieu. J'attache de l'importance aux auteurs que je défends, je sais ce qu'ils attendent de la sortie d'un livre. En général : tout. Comme la plupart de mes confrères, j'ai réussi beaucoup de lancements et je me suis aussi royalement planté. La légende urbaine attribue le succès d'un livre à l'auteur et l'échec à l'attaché de presse. Je préfère penser que le livre est à l'origine de tout. S'il est bon et que l'attaché de presse active ses réseaux, les médias en parleront certainement. Le reste ne dépend plus des attachés de presse. Mais si le livre est mauvais, tous aux abris. Personne n'est dupe, mais dans la chaîne du livre, chacun a son rôle à jouer. L'attaché de presse n'en est qu'un maillon. On lui demande d'être énergique, d'avoir un bon carnet d'adresses et de faire son job, tout en gérant l'auteur au quotidien. Une fois que le manuscrit est remis à l'éditeur et qu'il devient des épreuves destinées aux médias, l'éditeur passe le relais à l'attaché de presse. L'ego des auteurs à la parution de leur livre est au sommet. Sur les épaules des attachés de presse reposent souvent la facture des impôts à payer, le remboursement d'un emprunt, un achat toujours reporté. Ou l'apogée d'une gloire littéraire. Me tenir à la marge est une façon de garder mes distances avec cette ruche active où j'ai l'impression d'avoir tout entendu, le meilleur et son contraire.

J'aime mon métier. Ni les dépressions ni les années n'ont entamé mon enthousiasme quand je dois défendre un bon livre. J'ai vu trop d'attachés de presse s'abîmer dans ces parties de flipper, s'affolant comme les billes en inox qui se fourvoient et ne cessent de retomber avant d'être renvoyées d'un coup énergique vers la rampe de lancement. L'attaché de presse doit sourire, faire comprendre à l'écrivain qu'il connaît son métier tout en espérant qu'il ne s'incruste pas à l'excès. Au moindre clash, tout remontera à l'éditeur, qui tranchera, la plupart du temps en faveur de son poulain.

Sourire n'est pas un problème pour moi. C'est un masque que je sais manier. J'ai souvent pensé que j'avais malgré moi choisi ce métier pour ne jamais ressembler à mon père. Apprendre à communiquer, devenir un être sociable, comprendre l'envers du décor. Tant que j'ai dirigé des services de presse, j'ai joué au mieux mon rôle. Je travaillais trop. Je ne comptais pas mes heures supplémentaires. Je revenais parfois le week-end, seul dans mon bureau, pour m'avancer. Je savais que j'étais le roi des pommes mais j'avais une telle envie de plaire, à mes patrons, à mes auteurs, que je me faisais un tas d'ennemis au sein de l'entreprise. Je m'en fichais. Je m'en fiche toujours. Je n'ai aucun esprit de vengeance. La vie s'en charge. Il suffit d'être patient et je le suis à l'extrême.

J'ai aimé défendre tous ces écrivains français ou étrangers, organiser des événements pour la sortie de leurs livres. Je n'ai quasiment aucune photo de moi en leur compagnie, sauf une, avec Salman Rushdie. Sur ce cliché, nous nous ressemblons un peu, comme un père et son fils, même si nos treize ans d'écart ne font pas l'affaire. Je suppose que je suis toujours demeuré un électron libre, pas vraiment formaté pour rester en entreprise. La dépression m'a obligé à devenir indépendant. Ce n'est pas facile de changer ses habitudes. Plus de bavardages à l'imprimante ou autour d'un café. Au revoir, la sécurité. Plus de réunions incessantes qui vous empêchent de travailler. Plus d'emballements à partager en équipe quand on décroche le 20 heures ou la plus importante des émissions littéraires. Plus de RTT à poser. Être indépendant, de toute façon, ne change rien aux horaires de bureau. Je travaille souvent du matin au soir mais je m'aménage des pauses. Je ne me vois pas aller au cinéma une après-midi de semaine, même si j'en ai très envie. Je ne fréquente pas le milieu littéraire. Je vais très rarement aux prix et cocktails divers. Je ne m'y sens jamais très à l'aise. Comme dans toutes les familles dont on peut se sentir exclu. Je m'en suis exclu tout seul. Peut-être suis-je devenu allergique au mot « famille », tout simplement. Comme j'écris des livres, je n'ai pas envie de me montrer dans ces moments-là. C'est stupide, d'autres le font, moi pas. J'aime ce métier de l'ombre, ce siège un peu haut dans les régies, ces coulisses où j'ai longtemps accompagné les écrivains. Ces fils que je tire un peu comme un marionnettiste. Ces pages blanches qui se noircissent de rendez-vous et de déplacements. Les auteurs qui partagent mon enthousiasme au téléphone. S'ils savaient, ces écrivains, combien ils m'ont aidé, eux aussi, à traverser ces zones obscures de la dépression, comme le simple fait de leur obtenir un passage à la radio ou un article de presse. Je crois même que dans ces périodes compliquées, j'ai donné le meilleur de moi, m'acharnant à relever les défis toujours plus élevés que je me lançais, sans rien laisser passer. J'ai d'ailleurs eu une baraka insolente.

Les médecins m'ont souvent trouvé trop dur envers moi-même. Personne ne m'a jamais demandé d'aller si loin, en dehors de moi. Peut-être cette sensation que si je me relâchais, tout viendrait avec. Un effondrement total où je perdrais tout repère. Tout re-père. Flirter avec la folie, dans une danse un peu désespérée, une tentation à laquelle Oscar Wilde nous invite à céder. Trop vertigineux pour moi.

Ce n'est pas ce métier qui a contribué à mes dépressions, ce sont mes excès. Le manque de sommeil. Mon indéfectible fragilité sans laquelle je n'écrirais pas. C'est un tout. Un rien. C'est inexplicable et il faut bien l'admettre. La science parle de plus en plus d'une maladie génétique. C'est vrai que maman, Geneviève et moi avons de vraies dispositions. Mais j'ai un peu de mal à me satisfaire de cette piste-là.

J'ai longtemps cru à ce que m'a raconté maman, un soir, y voyant une explication plausible. J'ai tout juste un an. On habite encore dans le XIIIe arrondissement où je suis resté jusqu'à mes deux ans.

Maman m'a trop couvert. Je me raidis comme une bûche. Papa me porte à l'hôpital le plus proche. Impossible pour moi de plier un bras ou une jambe. Cette nuit-là, j'aurais pu y rester, mais je m'en sors. *Certains cœurs lâchent pour trois fois rien*, mais pas le mien. Le médecin aurait émis l'hypothèse que cet incident pourrait laisser quelques séquelles neurologiques. Il se pourrait que je sois plus fragile, nerveux. Que je devienne un sanguin. Mais le sanguin, c'est lui, le père qui, même si je ne m'en souviens pas, m'a pourtant porté. Comme je l'ai travaillée, cette fureur en moi, avec ce bon docteur M., pour qu'elle s'étouffe dans son vomi. Bien sûr, il m'arrive encore de me mettre en colère aujourd'hui. Mais rien à voir avec ces crises qui m'animaient autrefois. Je me rappelle une en particulier. J'avais vingt-six ans, il avait fallu trois hommes pour me maîtriser tandis que je détruisais tout dans mon bureau.

La colère du père en moi comme un alien. Après tout, j'ai sûrement tué un homme en sortant de ce bar du Marais. Je sais qu'à cet âge-là, j'en étais capable. Je dois avoir dans les vingt ans. Je suis poursuivi par une bande de motards qui m'insultent. L'un d'eux donne un coup de pied dans mon Solex. Je glisse sur une centaine de mètres. En me relevant, j'attrape la chaîne antivol et je frappe l'homme qui s'avance vers moi, au visage, de toutes mes forces. Une gerbe de sang jaillit, le gars s'effondre, raide. Il ne bouge plus, les yeux grands ouverts. Les autres détalent. Et moi aussi, avec mon Solex. Plusieurs jours de suite, la peur au ventre, je regarderai les pages des faits divers dans les journaux. Je ne suis jamais retourné dans cette boîte du Marais. Je n'ai jamais su ce que j'avais réellement fait à cet homme. Mais je reste convaincu que je l'ai tué.

Et la musique dans tout ça ?

Dans *La lumière est à moi*[1], la nouvelle intitulée « Danser dans les rues » raconte la fusion d'un père et d'un fils à partir d'une playlist égrenée tout au long de l'histoire. Ethan est disc-jockey et ses voyages à l'étranger l'empêchent de respecter la semaine sur deux que réclame son ex-femme pour voir son fils. Alors il kidnappe Aaron et l'emmène à Nice dans sa voiture où le lecteur de CD diffuse la playlist de ce père DJ. C'est assez difficile d'écrire sur la musique, car avant tout, c'est une évidence, la musique s'écoute. Je serais incapable de dire quel morceau j'ai écouté en premier. Mais je me souviens de mes vacances à Majorque avec la famille. Onze étés dans un lieu paradisiaque. Les bars sur les plages, ma première discothèque, Le Flipper, où je danse des slows avec Véronique, la première fille que j'embrasse, sur *A Whiter Shade of Pale*. La musique a toujours accompagné ma vie, en dehors des périodes de dépression : là, j'évite d'en écouter, j'en suis même incapable. En sortant de mes dépressions, je dois chaque fois réapprendre à en écouter. Un morceau, puis deux, le volume assez bas ; puis d'autres titres, en montant progressivement le son. Une vraie rééducation. Car bien sûr, en temps normal le volume est à fond.

Enfant, avec Gilles, nous suivons les comédies musicales ringardes de Francis Lopez. Ses parents qui n'ont aucune confiance dans les banques entreposent beaucoup d'argent chez eux, dans des enveloppes en kraft. Gilles en subtilise et nous nous amusons à glisser des billets sous un pare-brise, juste pour voir l'automobiliste s'en étonner avant de les fourrer dans sa poche. Gilles m'offre un magnifique mange-disque orange et des centaines de 45-tours trônent dans ma chambre sans que personne ne s'en étonne jamais. Chaque fois que papa ou maman entrent dans ma chambre sous un prétexte ou un autre, je tremble d'être découvert. Mais ce mange-disque orange et la centaine de disques semblent être invisibles à leurs yeux. À l'adolescence, je commence à enregistrer des cassettes au gré de mes humeurs. Je ne pars pas en week-end ou en vacances sans en faire profiter mon entourage. Je deviens le fournisseur musical de toutes les soirées. Mes amis m'empruntent régulièrement mes cassettes ou mes disques que je revendrai trop tard, vingt centimes pièce, parce qu'ils prennent trop de place dans mes différents appartements. Le Walkman apparaît et je ne le quitte plus, que ce soit pour marcher dans les rues ou pour lézarder, l'été, sur les lits de plage. Le son poussé au maximum, je me perds dans les basses.

Quelle énergie peut apporter la musique ! Je la ressens par tous les pores de ma peau. J'en frémis jusqu'à la colonne vertébrale. J'évite les opéras et la musique classique qui ont un effet dévastateur sur moi, me rendent triste, déprimé, pour ne pas dire mélancolique. Cette musique-là est trop puissante pour ne pas menacer l'équilibre instable de mes émotions. Je préfère l'électro, la musique du monde, la variété française et internationale, la *house* parfois, pour me faire décoller. La pop, l'alternatif, le disco, le fado, la samba, la rumba… Je télécharge la musique d'Apple, prépare mes playlists à l'heure du déjeuner, où j'aime être seul au restaurant et l'écouter sans déranger personne.

Je suis toujours à la recherche de nouveaux titres pour écrire. Depuis toujours, j'écris en musique. Parfois c'est juste un fond sonore dont la rythmique m'aide à construire mes phrases. Souvent, c'est un morceau en boucle qui m'inspire une histoire. Je sais qu'ensuite je ne pourrai plus l'entendre sans me souvenir de la nouvelle ou du chapitre que j'ai écrit en l'écoutant des centaines de fois. Alors musique et écriture finissent par se rejoindre, telles deux émotions semblables, inextricables.

J'ai toujours été dur avec moi-même. C'est sans doute ce qui m'a sauvé. Une fois enfermé dans une institution psychiatrique, je ne m'autorise que peu de plaisirs. De petits plaisirs, j'entends. Une tarte au chocolat, une glace, un paquet de gâteaux, de quoi améliorer légèrement mon quotidien. Je dévore le chocolat noir à m'en écœurer. Je suis à l'école du devoir. Je dois me reconstruire en silence. La musique, non. Je n'ai pas envie de voir mes émotions s'entremêler, de sentir mon corps vibrer, de m'absenter un moment de tout ce qui m'entoure. D'où certainement, pendant mes dépressions, la proscription de l'écriture, que je considère comme la jumelle de la musique. J'ai essayé pourtant, mais rien ne vient, aucune joie dans l'écriture, aucun emballement. Je suis totalement stérile. D'autres que moi n'écrivent que dans la souffrance. Ainsi va la vie. Au fond, dans les établissements psychiatriques, je n'ai été vivant que sur la forme, jamais sur le fond. Je m'applique à guérir et à passer le temps comme un prisonnier qui attend son heure de sortie, puis sa réinsertion.

Quel plaisir, aujourd'hui, d'écouter ma playlist en me promenant dans la rue, en regardant tous les passants comme les figurants d'un clip géant qui n'en finit pas. C'est fou comme certains bougent en rythme et d'autres pas. Ce sont ces moments d'insouciance qui me manquent tellement dans mes dépressions. J'ai l'impression de n'en avoir vécu aucun, mais je me trompe certainement. J'ai dû plaisanter avec une infirmière ou faire rire un médecin en lui expliquant que, lorsqu'un homme est gentil avec moi, ça me donne souvent envie de coucher avec lui. J'ai bien dû sourire aux malades et au personnel, aussi, me laisser bercer par les grillons que j'ai presque toujours associés aux vacances.

Un jour où je lis un roman d'Ethan Hawke[2] sur un banc de La Lironde, un papillon se pose sur mon bras. Cela arrive souvent dans ce parc. Au troisième papillon, je sens qu'il se passe quelque chose. La dépression vient de s'envoler avec l'aide inespérée de trois papillons. La magie est partout.

Money, money, money

Je travaille depuis l'âge de dix-huit ans. J'ai connu beaucoup de petits jobs. Manutentionnaire au BHV, à cinq heures du matin, où je retrouve mes collègues au café, déjà très imbibés de calva. En usine dans le XVIIIe arrondissement, à emballer à la chaîne des outils de précision sous l'œil bienveillant des ouvriers qui m'observent. J'aime ces personnes humbles qui m'adoptent sans me juger. Serveur dans un bar gay du Marais, où je prépare les cocktails, sers en salle et couche accessoirement avec le patron dont la barbe drue m'irrite la peau. Veilleur de nuit dans un entrepôt à Paris XVIIe, où je fais des rondes avant de m'effondrer sur un lit de camp sans matelas, dormant à même les ressorts. Je sers des glaces dans une grande surface en banlieue. Je vends des disques sur les Champs-Élysées où je fais écouter aux clubs les dernières nouveautés. Je suis garçon de bureau au journal *Le Monde*, rue des Italiens. Nous sommes quatre par étage, à distribuer le courrier et les dépêches qui arrivent par une étonnante architecture de tuyaux, enserrées dans un tube. Je lis un livre par jour. Vian. Sagan. Steinbeck. Irving. L'employeur fait tourner les chômeurs et les fils de journalistes. Je démarche les agences de publicité pour mon amie Véronique, agent photographe. Je deviens membre de Ludéric, une société qui emploie principalement des garçons et filles de bonne famille. Pour eux, je suis serveur dans des dîners privés entre le VIe et le XVIe arrondissement. L'argenterie est extraite des coffres à la banque, il faut en compter les pièces avant et après le départ des convives. La maîtresse des lieux nous demande souvent de retirer nos vestes et de les rejoindre au salon, pour le café. Les maîtres d'hôtel professionnels nous haïssent. Sans nous prévenir, ils nous laissent porter à mains nues des plats en argent brûlants. On se venge en secouant les bouteilles de champagne dans leur réserve. Il m'arrive aussi de finir la nuit dans le lit d'un client. Par le biais d'un ami, étudiant en médecine, je teste pour une société pharmaceutique des médicaments qui ne sont pas encore sur le marché. C'est incroyablement bien payé. Je teste même un antidépresseur ! Je donne mon sperme pour plusieurs cabinets de gynécologie et fais naître plus d'une centaine d'enfants. Dans l'agenda d'un médecin, je suis enregistré à la lettre S comme sperme. Un « donneur sauvage », comme les gynécologues nous appellent. Je n'ai jamais été bénévole, trop préoccupé de savoir comment j'allais payer mon loyer et le reste.

Par une petite annonce au *Monde*, j'entre au ministère de la Jeunesse, des Sports et des Loisirs, où je suis engagé comme documentaliste. Assis entre Edwige Avice et Jean-Pierre Soisson, je collecte la presse susceptible d'intéresser la jeunesse et confectionne de beaux dossiers que personne ne lit. Je le sais, parce que je retrouve le cheveu que j'ai laissé au beau milieu.

Je suis même *escort boy* dans ces années-là. Je tiens compagnie à de vieux Allemands à Hambourg ou à Munich, dans de somptueux appartements, tous frais payés, avec un extra qui assure mes sorties à Paris.

À vingt ans, à l'occasion du Festival de Cannes, je crée mon argus de la presse grâce à Henriette G., du ministère, qui me laisse partir là-bas alors que je n'ai plus un jour de congé. Je lui dois beaucoup. Elle m'a donné ma chance.

Aussi loin que remontent mes souvenirs, j'ai toujours eu des problèmes d'argent. Mon côté cigale, certainement. Je le dépense si facilement. J'organise des dîners, j'offre des cadeaux somptueux, je veux qu'on m'aime. Au début de notre relation je ferai tourner la tête de Laurent, l'emmenant à peu près partout où j'ai adoré aller. Londres. L'Italie. Miami. Playa del Carmen. Je ne compte plus les lettres recommandées, les mises en demeure, les visites impromptues d'huissiers ou celles de la police lors d'une expulsion. J'ai toujours cette petite goutte de sueur qui dégringole le long de mon dos quand il m'arrive d'ouvrir le courrier. Mais je reste calme. Je trouve toujours une solution. Je ne suis pas spécialement fier d'avoir emprunté de l'argent à mes amis. Rue Eugène-Manuel, mon premier studio, les huissiers prenaient le petit déjeuner avec moi ; d'un ton paternaliste, ils me conseillaient de payer mes factures. À ma première dépression, ma mère a tout arrangé. Elle a toujours été économe : nous partageons, elle et moi, cette peur viscérale de manquer. Mon père ne m'a jamais aidé financièrement. Je ne lui dois rien.

Même entré dans l'édition, j'ai continué à écrire des articles, à donner mon sperme, et pris quelques budgets à l'extérieur en accord avec la direction. Je vais me charger des expositions de François-Marie Banier à l'étranger. Un homme génial, attachant, hors norme. Quand je le rencontre, j'ai déjà lu tous ses livres. Je ne peux que m'entendre avec l'auteur de *Balthazar, fils de famille*[1]. Lunaire, créatif, insolent, François-Marie sera l'un des rares, avec Claire Chazal, à prendre de mes nouvelles régulièrement auprès de Laurent. C'est, en écriture, le frère jumeau de Françoise Sagan, en plus cruel. Tout ce qui lui est arrivé ensuite n'a jamais entaché pour moi l'écrivain formidable et le photographe surprenant qu'il est. Il a payé le prix de l'insolence, sans doute, au sein d'une famille où les querelles entre fille et mère ont tout emporté.

L'argent me glisse entre les doigts comme l'eau d'une fontaine. La cocaïne coûte cher. La vie la nuit, aussi. Je remets des garçons paumés en selle. Je leur donne même quelques billets pour un meilleur départ. Je me fiche bien d'avoir un appartement ou une maison à moi. Je ne veux rien posséder. Juste être locataire. De tout. Que ferais-je d'une maison en Normandie ? J'ai laissé filer notre maison familiale quand maman ne pouvait plus en assurer l'entretien. Elle reste un symbole de l'adolescence où je joue au ping-pong avec mon père. Disparue de ma vue, cette maison de Benerville-sur-Mer, découverte un jour de pluie. Et ce chemin qui descend vers la plage, le chemin Rideau, indiqué par une plaque que ma sœur et moi grattions à coups de cutter pour le rebaptiser chemin *Ideu*.

La situation financière ne change guère avec les années, même avec Laurent. Nous ne sommes ni l'un ni l'autre de bons gestionnaires. Les huissiers continuent de nous envoyer leurs menaces, les dettes s'accumulent, les messages de la banque nous informant du dépassement de découvert arrivent par texto, aussitôt suivis du coup de fil d'un conseiller qui me fait la morale. C'est son travail mais ça m'agace. Les livres me rapportent un peu d'argent, entre les à-valoir, les ventes en librairie, en club ou à l'étranger.

Quand l'incroyable film *Ma vie de Courgette*, adapté de mon second roman, *Autobiographie d'une Courgette*, fait un triomphe en France, rafle deux Césars et se vend dans plus de cinquante pays, j'imagine pour moi un vrai tournant financier. Je vais pouvoir rembourser les emprunts bancaires et mes amis, prendre un peu moins de livres en tant qu'attaché de presse et me consacrer davantage à l'écriture. Les éditions Plon rééditent le livre, leur service des droits étrangers obtient de nombreuses nouvelles traductions. Mais le contrat que j'ai signé en 2007 a été totalement bâclé. C'est comme posséder tous les numéros gagnants du loto et ne plus retrouver le billet gagnant. On est souvent l'auteur d'un seul livre. Je ne suis pas certain qu'un autre de mes livres connaisse un tel succès au cinéma. Je me le souhaite toutefois. Malgré ce coup de massue je dois avancer, comme après une dépression. Une transaction aura finalement lieu avec les éditions Plon en 2019, après trois ans de négociations. Le débat est clos maintenant. Je sais combien le regret, la jalousie, la colère, la vengeance, la mauvaise foi peuvent me retourner. Je n'imagine jamais que le monde puisse être foncièrement mauvais. Le mien est un miroir imaginaire où se reflète la bonté des gens que j'aime. Avoir de l'empathie, c'est voir l'autre comme il est et cesser de l'imaginer comme un personnage de roman. Toute ma vie, j'ai rencontré des anonymes exceptionnels, particulièrement dans les hôpitaux psychiatriques, dénués de toute malveillance, et je sais bien qu'en dehors de ces hauts murs la vérité est tout autre. La bienveillance est rare. Dès la première rencontre, je me trompe rarement. Je sens tout au fond de moi, dans un regard, une attitude, la valeur de l'individu. Il faut dire que je passe beaucoup de temps à observer la nature humaine. D'une terrasse de café, dans la salle d'un restaurant, dans les transports… Ou sur un banc, même si entre deux dépressions j'évite de m'y asseoir. J'y lace plutôt mes souliers.

Pour améliorer notre ordinaire avec Laurent, on revend beaucoup de vêtements, souvent de marque. On dit qu'on « se débarrasse du superflu ». Des meubles aussi, au cours des différents déménagements qu'on a connus, ou de la vaisselle. Ça permet de payer les courses, le coiffeur, les restaurants ou le milk-shake du Coffee Parisien. Il en faut de l'énergie pour trouver des solutions à tout et sourire autrement qu'un clown. Voilà peut-être une facilité déconcertante que nous avons, Laurent et moi, de tourner la page.

Laurent

Quelle vie nous avons eue depuis vingt ans ! Un peu comme les montagnes russes que Laurent affectionne particulièrement. D'ailleurs, tout tient de la fête foraine entre nous. Les dépressions comme les trains fantômes dans lesquels il n'aime pas monter. Les barbes à papa pour un monde plus doux et sucré. Nous nous ressemblons. Je dirais surtout que nous *avons fini* par nous ressembler beaucoup. Il arrive souvent, à l'étranger, qu'on nous prenne pour deux frères. On se doit énormément l'un à l'autre. On est tout l'un pour l'autre.

Quand je rencontre Laurent, il travaille dans la mode. Il aime les vêtements, préfère le *Vogue Italie* aux livres. Puis il se lasse de son métier. Il fait le tour des boutiques avant d'y entrer pour travailler. J'accompagne souvent mes auteurs sur les salons littéraires. Il me rejoint le week-end, sympathise avec eux. Laurent est cash, il dit souvent ce qu'il pense. À Hélène Mercier qui lui demande son avis lors d'une séance de photos pour *Paris Match*, il répond : « Godiche. » L'assistance se décompose. Laurent m'appelle, terrifié, puis Hélène, qui insiste pour l'avoir désormais partout où elle doit se rendre : « Jamais on n'a été aussi franc avec moi. » Bien sûr, ça ne se passera pas toujours comme ça, les auteurs sont souvent susceptibles. Après ma troisième dépression, je quitte les éditions Plon et me mets à mon compte. En un an, les clients affluent. Je décide de créer une SARL et j'enrôle Laurent. Je ne réfléchis pas. Nous sommes si fusionnels. C'était en 2006. Je ne regrette rien. Même si face aux créances, il a bien fallu se rendre à l'évidence : Laurent devait prendre son envol et retourner dans ce milieu de la mode qu'il affectionne tant en mars 2020 – sans savoir que le Covid-19 allait balayer nos espoirs.

On se marie le 20 septembre 2014 pour conjurer ce sort qui s'acharne contre nous. La société que nous avons fondée en 2006 est au plus mal. Mes dépressions successives ont terni le beau sourire de Laurent, je ne le vois plus danser à s'en déchirer le pantalon. Maman vient au mariage. Elle ne peut pas s'empêcher de dire, une coupe de champagne à la main, que tous ces gens ne sont vraiment pas de son monde. Une cérémonie drôle et émouvante à la mairie du VIe où l'on pleure, lui et moi, quasiment sur chaque photo de l'album de mariage, puis une petite fête à la maison, tous meubles disparus pour céder la place à une cinquantaine de convives.

Et sans Franklin, notre beagle un peu trop sociable, que nous avons dû laisser au bureau. Des amis écrivains, éditeurs, attachés de presse, quelques journalistes, les amies de cœur de Laurent, Céline et Laure, et la mienne, Véronique. Un instant joyeux dans un environnement qui ne l'est pas. La société quasi en liquidation judiciaire que nous tentons de sauver avec l'aide de conseillers et d'avocats qui risquent, eux aussi, de nous mettre sur la paille. Nous ne manquons ni de clients ni de travail, mais dans ces conditions-là, c'est pénible. L'insouciance n'a pas sa place. Laurent, pourtant plus stable émotionnellement que moi, finira par connaître sa première dépression. Trop d'allers et retours dans l'anonymat des tribunaux auront raison de lui. Le jour de notre départ en vacances, il m'accompagnera à l'aéroport mais ne pourra pas aller plus loin. Et tandis que je m'éloignerai vers la Crète pour écrire, lui restera se soigner à Paris.

Laurent est orphelin. S'il a peu connu son père, il était fou de sa mère, emportée par un cancer du pancréas un 26 décembre alors que nous venions de nous envoler pour les îles Maldives après avoir fêté Noël tous ensemble. La seule chose amusante, dans le rapatriement, sera la tête des stewards qui, nous reconnaissant, pensent que vingt-quatre heures aux Maldives nous suffisent. À l'époque, maman fête Noël à Évreux, dans la famille de Laurent. Ça me fait plaisir de voir nos mères discuter ensemble, que les gens que j'aime se rassemblent. Familles recomposées, décomposées pour la plupart du temps, unies le temps d'une soirée, ou simple illusion de solitudes rassemblées ? Nadia m'a souvent dit que j'étais son troisième fils, après Laurent et Stéphane. Et que quiconque voulant me faire du mal aurait affaire à elle. Aujourd'hui, les Noëls, anniversaires et fêtes des mères sont difficiles pour Laurent. Et Nadia n'est plus là pour boxer ceux qui me veulent du mal.

Laurent fait un effort mais c'est comme à la roulette, rien ne va plus. Nous sommes loin des années où il fuguait plusieurs jours sans donner de nouvelles, quand il lui arrivait de dormir dans sa voiture, attendant que sa peine et sa colère s'apaisent avant de rentrer, hésitant parfois à le faire. Ses fugues me tourmentaient mais les dépressions ont balayé tout ça. J'ai appris à l'aimer contre vents et marées, même si nous avons connu en vingt ans beaucoup de tempêtes. On aurait pu se quitter de nombreuses fois. On y a pensé, l'un et l'autre. Laurent a pour manie de détruire toutes les mauvaises nouvelles, qui finissent parfois par ressurgir un an après. Et bien sûr, parmi celles-ci, les recommandés des impôts ou d'huissiers. Là, au pied du mur, il nous faut trouver les solutions ensemble. J'ai beau surveiller le courrier, Laurent a toujours une longueur d'avance sur moi. Ce qui nous unit est sans doute plus fort que tout ce qui pourrait nous séparer. Traverser six dépressions ensemble dont une en commun, sur la fin, n'est pas une mince affaire. Travailler ensemble nous a permis de nous entraider. Et notre belle victoire a été de nous sortir de la seule dépression commune à peu près au même moment. Non sans heurts, disputes et sensations de toucher le fond. D'autres que lui ou moi se seraient enfuis.

Nous n'emportons plus les petits chevaux en vacances. Ces sales bêtes nous rappellent trop les parcs des cliniques psychiatriques. Nous avons couru après l'argent pour combler nos découverts, connu des périodes fastes et d'autres catastrophiques, mais nous avons redressé la barre. La meilleure décision que nous ayons prise a été de fermer cette satanée agence, en mars 2017. Nous avions tenu quatre ans, rien ne nous y obligeait. Nous avons appris depuis à nous offrir à l'un et à l'autre des espaces de liberté. Je dirais même que depuis que l'agence est fermée, nous respirons un peu mieux. Nous avons trouvé un équilibre plus juste, plus heureux. Les disputes sont presque derrière nous. Nous n'avons pas toujours été fair-play l'un envers l'autre. Pourtant je sais que j'aime Laurent plus que je n'ai jamais aimé personne. Il est ma colonne vertébrale. Et même si l'on se chamaille comme tous les couples, on a réussi à faire ensemble quelque chose de nos vies. On se suffit à nous-mêmes. Quelques amis nous rejoignent parfois pour dîner mais ils ne sont pas nombreux. Rien ne me rend plus heureux que d'écrire quand je le sais tout à côté, dans la chambre, à regarder *Quatre mariages pour une lune de miel* ou un documentaire sur la Seconde Guerre mondiale, qui le fascine. Je me suis souvent inspiré de lui et de sa personnalité dans mes livres, où il apparaît parfois sous son propre nom. Il est le juge d'*Autobiographie d'une Courgette*, le docteur Clerget (son nom) d'*Au pays des kangourous* et le directeur d'école tyrannique d'*Inventer les couleurs.* Il est aussi, en partie, Luc dans *Le Vertige des falaises.*

À l'issue de ma longue dépression de deux ans, celle qui m'a mis par terre à quarante-trois ans, Laurent déteste que j'écrive *Au pays des kangourous.* Il veut que la maladie sorte de nos vies. Il a peur qu'en me servant de ma propre histoire pour camper le père de Simon, je rechute. Pourtant, au contraire, cela me renforce. Il n'aime pas non plus que j'aille en parler à la radio ou à la télévision. Ni que je fasse des conférences en province. Et puis tout cela passe et nous n'en reparlons plus. Laurent est un nostalgique qui s'exprime peu. Il n'est ni câlin ni démonstratif. Avec les années, je deviens comme lui. Il m'a appris à « faire légume », parfois, le dimanche et en vacances. Grâce à lui, je suis devenu un hyperactif qui aime ne rien faire, un état que je n'avais jusqu'alors connu que dans les établissements psychiatriques, où je pouvais rester des heures, étendu sur mon lit, à fixer le plafond jusqu'à ce que ma vue se trouble et que je m'endorme. Le soir, nous regardons souvent des films. J'aime ces instants si calmes où je ne peux m'empêcher de jeter un œil sur les réseaux sociaux tandis que de l'autre je regarde le téléviseur. Été comme hiver, nous filons au soleil. Sauf certaines années où nous sommes trop fauchés pour partir, ou si l'un de nous n'est pas assez en forme. À Paris, je déjeune parfois seul au restaurant. Laurent se prépare un plateau et s'enferme dans la chambre. L'eau qui coule entre nous est calme. Rien ne nous est plus facile que de passer d'une rive à l'autre.

L'indépendance a un prix. Il nous arrive, certains mois, de ne pas avoir de salaires. Je suppose qu'à deux, c'est plus facile de trouver des solutions. Laurent a une énergie qui parfois me sidère. Mes huit dépressions ont laissé en moi une marque indéfectible de fatigue. Ce n'est pas la bête qui revient, c'est juste un voile qui recouvre un instant mon visage. Une absence. C'est France Gall quand elle chante *Évidemment.*

Évidemment,
On rit encore
Pour des bêtises
Comme des enfants,
Mais pas comme avant.

Avec Laurent j'ai trouvé ce qu'aucun homme ne m'avait apporté avant lui. Je ne m'ennuie jamais, même si notre quotidien est souvent répétitif. C'était ce que je fuyais, avant lui. La vie en couple. L'ennui. Pourtant, pas un instant je ne pense à mes parents et à la vie qui a été la leur. Je crois que papa s'est souvent ennuyé avec maman. Il l'a trompée, dès leur mariage, pour se sentir vivant. Et même s'il nous est arrivé, à Laurent ou moi, d'aller voir si l'herbe était plus verte ailleurs, cela ne nous a jamais empêchés de revenir l'un à l'autre. Car nous sommes, lui et moi, les deux moitiés du même fruit juteux, gorgé de soleil, qui se suffit à lui-même.

Charles Bukowski a écrit avec raison : « Le problème est que nous cherchons quelqu'un pour vieillir ensemble, alors que le secret est de trouver quelqu'un avec qui rester enfant. »

Ce bon docteur M.

J'ai cessé de le voir pendant des années, mais je retourne toujours vers lui en cas de rechute. Bientôt vingt-cinq ans que je le fréquente, tout près du boulevard Raspail. Ce bon docteur M., à quatre-vingt-un ans, reçoit plus de cent cinquante patients par semaine. Ils sont tous notés au crayon à papier sur son calepin. Certains changent constamment leur rendez-vous, d'où la gomme. D'autres viennent sans parler. La séance dure trente minutes, rarement davantage.

J'ai pris l'habitude de m'asseoir face à lui dans ce vieux fauteuil en cuir usé, réclamant parfois davantage de lumière. Au mur, des masques et statuettes africains me rappellent la Sierra Leone. J'ai toujours été à l'aise avec les psychanalystes. Je suis si bavard ! J'oublie parfois leur fonction. Je déteste quand M. dodeline de la tête et donne l'impression de s'endormir. Je le lui dis, un jour, en rougissant. M. sourit et me répond qu'il réfléchit.

Je parle de tout et de n'importe quoi. Du temps qu'il fait dehors, de Laurent, de mes livres, d'un auteur, de ma famille, de mes doutes, de mes envies de meurtre. Tout de même, il y a un domaine que j'ai du mal à aborder avec lui. La sexualité. Cela me gêne d'en parler à un octogénaire. Je sais qu'on peut tout dire à son psychanalyste, y compris les pires grossièretés qu'on n'oserait pas crier en famille. Mais le provoquer n'est pas mon fort. Parfois, il choisit une de mes phrases et me demande de développer. Je m'exécute, trop content d'avoir suscité son intérêt. Je guette son approbation. Je cherche le père en lui. Je me plais à croire que nous n'aurons jamais autant communiqué, lui et moi.

Je lui parle de photos de ma sœur et moi, prises au Lavandou, quand nous étions petits, avant l'île de Majorque. J'explique que je ne me souviens plus de cette dame, les pieds dans l'eau, à côté de nous qui sommes assis dans un bateau pneumatique. Pourtant, Geneviève m'a expliqué qu'elle s'est occupée de nous plusieurs étés de suite. Je me rappelle le grand tapis rond dans le salon de la rue Béranger où nous regardions la télévision en noir et blanc. Geneviève a oublié le tapis, moi la nounou. On passait nos journées avec elle, elle nous faisait prendre notre bain, et sa tête reste celle d'une inconnue. M. tapote son poignet, c'est l'heure, la séance est finie. Je ne saurai jamais ce qu'il pense de la nounou. À mon avis, il s'en fout complètement. Le patient suivant attend dans la salle d'attente.

Tout est bien rodé, je ne croiserai jamais personne dans ce vieil appartement germanopratin. Ça sent l'encaustique. Les dernières années, impossible d'aller aux toilettes : le bon docteur M. a fait des travaux, les commodités se trouvent dans un périmètre qui a été redéfini et est désormais privé. Je prends mes précautions ou me précipite dans les toilettes turques du café d'à côté. En revanche je peux toujours lui réclamer un verre d'eau ; je le fais souvent, même quand je n'ai pas soif. J'aime créer un peu d'intimité avec lui. La cuisine n'est pas loin, je l'aperçois, en me penchant un peu, quand il laisse la lourde porte capitonnée ouverte. C'est de l'eau du robinet, je n'aime pas trop ça, mais je bois le verre et parfois j'en réclame un second.

M. hausse les épaules quand je lui demande s'il est freudien ou lacanien. Il est un peu des deux. Je regarde derrière moi le canapé où certains patients doivent s'allonger et lui tourner le dos. Je m'y coucherai une fois, à la suite d'une tentative de suicide. J'y laisserai du sang, tachant ce pourpre doré. Cette tache restera intacte au fil des ans.

Je le vois deux fois par semaine. Trois, quand je sors des établissements psychiatriques. Ses tarifs ne sont pas si élevés, il s'accommode même de peu quand je suis fauché. C'est un brave homme dans tous les sens du terme. Je lui dois beaucoup. C'est une personne bienveillante, peut-être d'une autre époque. Il publie dans des revues scientifiques ou chez des éditeurs spécialisés. Il ne m'a jamais confié un manuscrit, contrairement à beaucoup d'autres. Laurent a vu sa femme, également psychanalyste, pendant un certain temps, parce qu'elle s'appelle Colette, le nom d'un lieu mythique de la mode à Paris, aujourd'hui disparu.

Il m'arrive de déplacer les séances, quand je suis au bureau, enseveli sous les urgences à régler. Parfois, je ne le préviens pas et je lui en dois une. De temps à autre aussi, je n'ai pas envie de m'y rendre et je fais exprès de la manquer. J'éprouve alors un soulagement intense et me remets au travail. Je décide que nous avons suffisamment conversé, que je n'ai plus rien à lui dire. J'ai passé ma vie au peigne fin, je reste trop silencieux. Je m'ennuie. Peut-être comme ceux qui ne parlent jamais et payent leur dû.

Parfois, je disparais sans lui faire signe. Après un mois d'absence il m'appelle et je lui dis, protégé par le téléphone, que c'est fini. Comme une rupture.

Chez moi, « fini » ne l'est jamais. Je retourne chez lui. Il me reprend chaque fois.

L'année de ma dernière dépression, en 2017, nous décidons, Laurent et moi, de faire une thérapie de couple rue de la Tour-Maubourg. La dame est excentrique et plaît beaucoup à Laurent. Parfois elle est habillée tout en rouge assorti à un rouge à lèvres épais qui laisse toujours un peu de traces sur ses dents. Ou tout en jaune. Elle parle avec cet accent prononcé des pays de l'Est dont elle est originaire. Parallèlement je vois B., un jeune psychologue de quarante ans, spécialisé dans la sexualité, avec lequel je peux enfin aborder le sujet que j'évite avec M. Avec B. je suis débridé. J'explore toutes mes zones d'ombre et rien ne semble jamais atteindre ce psy imperturbable.

Pour M., c'en est trop. Je me disperse. Si je veux revenir vers lui après l'été, je dois renoncer à B. et à la thérapie de couple. Je deviens l'otage de mon psychanalyste. Je n'aime pas qu'on m'impose quoi que ce soit. Je continue quelques mois avec B., puis je n'y retourne plus, sans prévenir. On arrête la rue de la Tour-Maubourg, la thérapie n'amuse plus Laurent.

L'envie d'exister sans appui, de faire valser les béquilles. Il est parfois plus gratifiant d'avancer seul. On me demande souvent si écrire est une thérapie. Au sens propre du terme, non. Quand on s'assoit face à son psychanalyste pendant plus de vingt ans, rien n'est comparable au bonheur d'écrire. L'écriture ne bouscule pas comme l'analyse. J'ai eu des séances banales, déconcertantes, douloureuses, vides de sens, insupportables, agréables, incisives et j'y allais avant tout pour me reconstruire et en savoir un peu plus sur moi. La psychanalyse ne m'a pas changé, elle m'a ouvert l'esprit. Elle m'a sûrement aidé à mieux comprendre qui je suis. L'écriture n'est pas une thérapie pour moi, elle est ma vie, en dehors des dépressions. Quand on aime autant la fiction que je l'aime, on en injecte dans sa vie pour la rendre moins cruelle. Dans *L'Été des lucioles*, je fais dire à Victor : « La vie sans magie, c'est juste la vie. » Dans *Inventer les couleurs*, Hippolyte dit : « Il faut inventer les couleurs là où elles n'existent pas. » Que serait en effet la vie sans magie et sans couleurs ? Un établissement psychiatrique.

L'ultime dépression

Je suis dans le sud de la France. Une rencontre avec un collège est prévue dans l'après-midi. Un salon du livre le week-end. Je rentre à l'hôtel. Je pousse les volets de ma chambre. Je m'allonge.

Mes acouphènes carillonnent. Ma tête est pleine. Plus une pensée ne peut y pénétrer. Je tremble. Je sais à cet instant que la bête entre en moi.

J'écris un texto à Didier, le photographe. Je lui annonce que je commence un burn-out. Il me conseille de prévenir Laurent. Je sais, mais je le redoute. Nous nous sommes disputés plusieurs fois récemment. J'ai enchaîné des voyages, en Italie, en Allemagne et en France, pour la promotion de mes livres. Des escapades, de belles parenthèses de rencontres et d'échanges. Laurent trouve que j'en fais toujours trop.

Je pense au collège que je dois rencontrer. Je n'y arriverai jamais.

J'essaie de dormir, je somnole. Un des volets s'est ouvert, je renonce à le fermer. Le soleil inonde la chambre. Je n'arrive pas à me lever. Je le dois pourtant aux élèves qui ont lu mes livres et m'attendent. L'effort que je fais me paraît surhumain. Tout en moi refuse de quitter le lit. Je fais couler l'eau de la douche. J'y reste longtemps. Je me lave la tête, j'oublie de me savonner. Je m'appuie contre la paroi, aveuglé par la puissance de l'eau tiède. Je me sèche lentement. Je m'habille à contrecœur en évitant de regarder le lit. Je claque la porte derrière moi, laissant la clé de la chambre à l'intérieur.

L'oubli et l'inattention sont propres à la dépression. Je ne compte plus les chemises ou les pulls que j'ai enfilés à l'envers, l'absence de ceinture à mes pantalons, les lacets pendant sur mes chaussures, les repas manqués, les prénoms confondus, les clés perdues, quand ce ne sont pas les parapluies dans les salles d'attente. Et surtout mes retards à des rendez-vous, alors qu'en temps « normal » j'ai au moins trente minutes d'avance. Rien de grave, bien sûr, mais ces moments me perturbent beaucoup.

Le collège est près de l'hôtel, je me suis fait expliquer le chemin au moins trois fois par le réceptionniste. J'ai un atout : si je prends sur moi, je peux dissimuler ma dépression. Faire comme si. Un gainage de la pensée et du corps que j'ai souvent expérimenté lors de rendez-vous professionnels. Sourire à l'extrême. Blaguer même. Être enjoué quand tout en moi se déglingue.

Je croise des dizaines d'élèves en entrant dans l'école. La rencontre se déroule à la bibliothèque. Une grande salle dans laquelle une soixantaine de chaises cernent une estrade. Je souris comme un clown. Quand les questions commencent, j'ai envie de fuir, de les planter tous là, de filer me réfugier au fond de mon lit. Mais je réponds. Je puise en moi une énergie inattendue, l'un après l'autre je désigne ceux qui lèvent le doigt. Les questions fusent. La bouille réjouie, ils osent.

« Qui est ce Laurent C. à qui vous dédicacez tous vos livres ?

— Mon mari », je réponds.

Ils se regardent entre eux, rigolent ou fixent leurs baskets.

« Vous avez des enfants ?

— Oui, mes livres. »

Je pense à toute l'énergie qu'il me faut pour écrire un livre, à cette sensation de vide ensuite, le vertige. Si la fatigue est bien un des facteurs de la dépression, je m'interroge sur la partie inconsciente du travail d'écriture. J'ai été journaliste une dizaine d'années. J'ai notamment interviewé un écrivain vénitien qui m'a expliqué, dans une chambre d'hôtel, rue Vaneau, que pour tous ceux qui n'écrivent pas, une feuille blanche a juste une longueur et une largeur. Pour l'écrivain, elle a surtout une profondeur, dans laquelle l'auteur va chercher les personnages et l'histoire.

Mon inconscient, de toute façon, a toujours quelque chose à dire.

Je regarde les élèves qui, sans le savoir, m'ont permis d'achever cette rencontre sans que personne ne se soit rendu compte de mon état. Je signe des cahiers, des bouts de papier déchirés, des livres, tandis que je me liquéfie. Je transpire comme si j'avais couru une heure en plein soleil. Plus que dix minutes et je pourrai effacer ce sourire absurde. Ma tête est si lourde que j'ai du mal à la tenir droite. Si je m'écoutais, je m'allongerais au sol, bras en croix, comme sur le sable blanc de cette plage aux Bahamas. Je décline le dîner avec les professeurs, c'est au-delà de mes forces. Je quitte enfin l'école.

J'ai un message de Laurent, je n'ose pas le rappeler. Si je le fais, je vais lui dire que tout va bien. Le gainage, maintenir son corps, rentrer le ventre. À l'hôtel, je dois redescendre à la réception réclamer une nouvelle clé. J'oublie de dîner. Je regarde une série américaine à la télévision. J'arrive à suivre, c'est déjà ça. Je me couche à vingt-deux heures, épuisé, sans somnifère.

Tout le week-end, je continue ce petit jeu. De grandes balafres de clown, je dédicace mes livres, j'évite les déjeuners et les dîners et me réfugie dans un petit café, au fond d'une salle, où personne ne me remarque.

Sur le quai de la gare, je sais que je vais au-devant des ennuis. Je n'en reviens pas que tout recommence. Je n'attends pas de voir un médecin ; ma table de nuit contient suffisamment d'antidépresseurs et d'anxiolytiques. J'en prends le soir même. Je parlerai à Laurent demain matin. Pas ce soir. Pas après ce week-end.

Au réveil, je le dis à Laurent. Il hoche la tête. Je le rassure, cette fois ce n'est pas grave, je la prends à temps. Je décide de travailler comme si de rien n'était. De ne rien changer au quotidien. Je pense à ces séances de sport que j'ai faites avec Maxime, ou avec Rose, sa compagne, sous la pluie ou sous la neige. Je suis un *warrior*. Je peux dompter la bête tapie en moi. Je n'ai plus peur d'elle.

Mon ami Didier s'étonne que ma vie reste la même. Je me convaincs que si je renonce à quoi que ce soit, alors viendra l'effondrement. À l'heure du déjeuner, il m'emmène sur les toits de Notre-Dame. La vue au-delà des gargouilles est vertigineuse. Pas un seul instant je ne songe à l'attirance du vide.

Je reprends mes séances avec ce bon docteur M. J'ajoute celles de B., le jeune psychologue qui travaille près de chez moi. Il cite Christophe André et Mathieu Ricard. Le reste du temps, nous parlons du sexe. Je demande à Maxime davantage de séances de sport. Je suis encadré de toutes parts. Je m'applique, tout comme je le fais au travail. Je suis ralenti par l'antidépresseur dont je fais monter progressivement les doses à 150 milligrammes en accord avec mon psychiatre. J'ai connu davantage dans les hôpitaux, mais c'est vrai que je n'y faisais pas grand-chose. Je gagne jour après jour un peu plus de confiance en moi. Je réussis les lancements grâce, entre autres, à ma présence permanente au bureau. J'évite de trop sortir, d'accepter les réunions de travail. Je refuse le verre d'eau qu'on me propose, je suis incapable de le tenir d'une seule main. Je me demande si je n'ai pas gardé cela de mes nombreux séjours dans les hôpitaux. Cette maudite carafe que je saisis à deux mains pour remplir les verres autour de la table, alors que personne ne me le demande, je la serre à m'en blanchir les mains. Dès que je mets les pieds dehors, je souris. À n'importe qui, d'ailleurs. Je m'entraîne. Certains passants me le rendent, d'autres se détournent, visiblement gênés. Qu'importe, je suis prêt si jamais je croise une connaissance, ce qui m'arrive régulièrement : je vais toujours très bien, je suis en pleine forme. Pas question de dire que je vais mal, d'admettre que tout ce que j'ai construit s'affaisse comme un château de sable. Que j'ai peur d'être écrasé par une voiture. Qu'un pot de fleurs chute du cinquième étage et me fracasse le crâne. De tomber dans un escalier. Qu'une guerre bactériologique se déclare.

Les semaines passent lentement – toujours cette notion du temps qui n'est pas la même. Cette infinie tristesse. Je tiens bon. Je résiste, je prends sur moi, comme avec Maxime : deux cents sauts à la corde ? Mais je n'y arriverai jamais ! Pourtant, je les fais, par séries de vingt. Trois cents pompes ? Dès les dix premières je n'ai qu'une envie, envoyer Maxime au diable. Mais je résiste encore, deux de plus, comme les longueurs à la piscine olympique de Montpellier. Puis dix, puis vingt. Je ne lâche rien. Je serre les mâchoires en gainage. Je regarde le fronton de l'église Saint-Sulpice et le vitrail qui semble renvoyer l'image d'un père et de son fils. Je ne quitte plus ces ombres puisque je dois relever le menton et ne plus regarder mes pieds. Dans ma tête, je parle à ce père de verre. *Tu vois ce que j'ai accompli sans toi, tout ce temps ? Plus question de fréquenter les hôpitaux, de faire autant de mal à tous ceux que j'aime et dont je m'éloigne. Je vais gagner, cette fois-ci. Ce ne sera qu'une bataille, pas la guerre. Je sais que je ne suis plus à l'abri de rien. Aucun remède ni médicament n'est miraculeux. Mais au moins, j'apprends à endurer.*

Je craque, une fois, chez ce bon docteur M. Je sais que la dépression va partir, elles le font toutes. Mais si celle-ci durait plus longtemps, si mon endurance arrivait à terme ? Dans ce cabinet rempli de masques et de statuettes africains, la voix de M. plane comme un chant vaudou. Je pleure, je veux juste rompre le pacte un instant. Et M. le sait.

Comme une séance de sport, mes larmes ont libéré les endorphines.

Laurent m'attend. Il semble rassuré par mon attitude de ces derniers mois. Je crois que cette fois-ci il n'aurait pas supporté la rue Garancière. Je m'endors facilement. Antidépresseurs, neuroleptiques et somnifères m'enfoncent dans un sommeil sans rêves. Parfois, au lever, tout revient comme un cauchemar. Bien sûr, ce pourrait être pire. Je pourrais être paralysé, me battre contre un cancer ou le Sida. C'est souvent ce que mes proches me rappellent. Autant m'enfoncer la tête sous l'eau. C'est oublier combien le dépressif culpabilise en permanence. À chacun son combat. Mais surtout, je m'accroche à une autre pensée : ça pourrait être mieux. Cela ne tient qu'au temps qui passe, aux médicaments, à la parole avec M. et avec B. À moi. Je suis un *warrior*. Je vais vaincre la dépression. Mon épreuve.

Au troisième mois, Didier me conseille d'écrire une lettre à mon père. Une lettre qui dit tout. J'attends la fermeture du bureau. Laurent prépare le dîner. Je fixe un bref instant la profondeur de l'écran. Et les mots viennent, affluent, se bousculent. J'essaie de les retenir mais cela fait trop longtemps qu'ils sont en moi. Ils inondent la page. Et tandis que j'achève la lettre, que Laurent m'appelle pour venir à table, je sens une charge énorme sortir de moi. La dépression vient de me quitter.

Bien sûr ce n'est pas une fin en soi. Je sais que je peux faire une rechute à tout moment. Je dois me surveiller, éviter les excès, continuer à prendre les médicaments au moins un an encore, en réduisant progressivement les doses avec le psychiatre. Mais le plus difficile est derrière moi. Les peurs et les angoisses vont diminuer, elles ne me domineront plus. Mon travail va m'aider à prendre de la distance. Occuper mes pensées. Peu à peu je retrouve la musique, et l'écriture revient, aussi, pour panser de vieilles blessures. Je cesse de voir M. et B., lassé de parler autant de moi, pour vivre, tout simplement.

Juste après les vacances d'été en Crète avec Laurent, j'achève l'écriture de *La lumière est à moi*, le livre dont je suis le plus fier à ce jour. La transition lente vers le monde des adultes. Un recueil de dix-neuf nouvelles où j'ai mis tant de moi. Une résurrection après l'ultime dépression.

Le tire-fesses

Une fois la bête enfuie, la tristesse demeure. Elle s'accroche au regard. Aux habitudes quotidiennes. Elle m'imprègne comme une transpiration permanente, sensation désagréable d'être en marge de mes proches et de la vie en général. La longue remontée qui va durer une année peut se comparer à un gainage hors norme, auquel je m'astreins avec une discipline implacable. Sauf après ma première dépression, quand je me suis cru guéri, j'ai réussi toutes les autres remontées, diminuant mois après mois les traitements médicaux. Le secret, s'il y en a un, est à la fois l'équilibre mental et la multiplication des habitudes que j'ai érigées tout autour de moi comme autant de forteresses pour m'empêcher de trop ruminer. Cela pourrait ressembler à une punition, comme si une telle radicalité était une limite à la joie de vivre. Je le sais, mais c'est toujours ce qui m'a sauvé. Certains excès font du bien.

On ne change pas les bonnes habitudes. Il y a la séance de cinéma le dimanche matin à Odéon où je vais voir, selon mon humeur, un film d'auteur ou un blockbuster américain. Que j'accompagne bien sûr d'une glace, d'un sachet d'amandes grillées ou de pop-corn. Il y a les films du soir et du dimanche après-midi, avec Laurent, toujours agrémentés de sorbets, salades de fruits, chocolats ou guimauve, soigneusement choisis sur Internet en évitant ceux qui, trop violents, pourraient me perturber. Je me souviens d'un psychiatre, dans une clinique, à qui j'expliquais maladroitement que les acteurs s'adressaient à moi. Je voulais signifier que parfois les dialogues me semblaient familiers et correspondaient à mon état. Le psychiatre m'a regardé : « Ah bon, les acteurs vous parlent ? » Et j'ai vu dans ses yeux une lueur d'intérêt que je me suis hâté d'éteindre. L'anecdote me fait rire encore, quand j'y pense.

Didier a été très présent lors de ma dernière dépression. Nous avons souvent déjeuné ensemble dans différents quartiers de Paris que je rejoignais à pied, bâtissant un monde meilleur et plus humain. Ou alors nous nous retrouvions pour un café, à n'importe quelle heure de la journée, pour parler de musique, du temps qui passe, de Laurent qu'il suppléait dans ces parenthèses amicales et puissantes. L'amitié reste un allié face à la tristesse. J'allais aussi courir sur les quais. J'avais l'impression de courir malgré moi, une lubie soudaine et irrépressible qui s'est estompée dès que je me suis senti mieux. C'est comme les habitudes que vous imposent les hôpitaux psychiatriques, du lever au coucher, avec des repas à heures régulières : chacun est libre ensuite de les reproduire ou non. Peu importe. *Faire* est l'essentiel. Ne pas laisser son esprit trop vagabonder, ne pas s'écouter sans cesse, s'obliger à une vie équilibrée, si équilibrée qu'elle en devient presque indigeste. Pas question de sortir le soir ou la nuit, de s'enivrer jusqu'aux premières heures du matin. Je ne plaisante pas avec ça : le tire-fesses ne pardonne rien. Si on veut remonter, atteindre le haut de la pente, il ne faut pas lâcher la perche.

Je me considère comme un bon petit soldat ayant accompli son devoir. Un attaché de presse qui se tient à carreau, pas question de ne pas être à la hauteur. Un malade qui se soigne, prend ses médicaments pendant les repas. Un homme qui n'a plus aucune libido et accepte malgré lui sept ans d'abstinence. J'ai beau tourner autour de mon ordinateur plusieurs samedis de suite, rien ne vient. Panne sèche, page blanche. C'est à la suite d'une formidable série, *Big Little Lies*[1], que me viendra l'idée d'une nouvelle, « Cet été-là », et avec elle le goût de revenir doucement à l'écriture. Je le sais, il suffit de patienter, tout revient, même l'appétit sexuel. Mais personne n'est patient face à la maladie.

Je déjeune seul, au même restaurant, régulièrement. Les serveurs m'appellent par mon prénom, moi par le leur. Ils ignorent tout de ma longue remontée et cet anonymat me convient. Je suis un parmi les clients et qui s'en rendrait compte ? Le sourire est parfois un peu forcé mais rien ne se lit dans mes yeux ni dans mon attitude. Ma garde rapprochée, le bon docteur M., le psychologue B., le coach Maxime, remplissent mes fins d'après-midi. Je vais nager aux Halles aussi, suivre la ligne bleue comme celle d'une vie sans heurts. Le temps m'aide, il efface peu à peu mes terreurs, mes paniques, mes peurs. Aucun pot de fleurs ne tombera sur ma tête du cinquième étage. Aucun corps non plus. Plus de guerre bactériologique ni d'attentat terroriste à ma cantine.

Le printemps s'affiche déjà, les bourgeons, le soleil un peu frais. Un matin une pluie diluvienne me surprend dans la rue. Je n'ai pas pensé au parapluie. Je suis tenté de m'abriter sous une porte cochère en attendant que ça se calme. Finalement, j'y renonce et retourne à la maison du pas du promeneur. Je suis trempé, je tiens ma tête droite. J'écarte les bras, bascule la tête en arrière, je reçois ce don du ciel comme un cadeau.

J'ai retrouvé toute ma concentration et lis plusieurs romans pour achever les week-ends. Plus besoin de me forcer en suivant la ligne du doigt. Je n'accepte aucun dîner à l'extérieur avant d'être sûr d'avoir retrouvé ma belle humeur. Je sais qu'on m'accepterait ainsi, tremblant et sombre, mais pour beaucoup je suis indissociable des réseaux sociaux où j'aime montrer mon visage souriant. Quand une personne affiche son mal-être ou sa mauvaise humeur, aucun mot réconfortant ne me vient. Je crois que je me gaine depuis ma première dépression. L'habitude des médecins sans doute, à qui je peux tout dire. C'est toujours ça de moins à exprimer à Laurent ou à mes proches. Une forme d'élégance. À quoi bon se plaindre, gémir, grogner pour un rien dès qu'on se cogne au pied du lit ou que le facteur vous remet une lettre recommandée ? Rien n'est grave dans la vie, sauf la maladie. Et encore, certaines se guérissent.

Valse à trois temps

Je me souviens du seul dîner que nous avons partagé ensemble, mon père et moi.

C'était avant qu'il me frappe. Près de chez moi, boulevard Delessert, dans le prolongement de l'avenue des Nations-Unies. Un restaurant chinois, avec des tables jusqu'au bord du trottoir. Rien à voir avec le restaurant de la rue Mademoiselle. Ici, les serveurs sont trop déférents. Ils sourient à l'extrême. Un bon public pour tout ce que dit mon père. Il n'y a pas grand monde.

Je ne me rappelle plus dans quelles circonstances il m'invite ce soir-là. Une trêve entre nous. Un *no man's land.* Une femme avec un chapeau vert pomme dîne à quelques tables de nous. Mon père et elle ont déjà échangé un coup d'œil. Il me parle des femmes. Le sujet ne m'intéresse pas mais je me tais. Il dit combien il a aimé ma mère mais que maintenant c'est fini, il en aime une autre. Il ne manque plus qu'un coup de coude dans les côtes et un coup d'œil complice.

J'ai envie de vomir.

Puis il me parle de ses maîtresses. Le mot résonne un instant sur la terrasse comme une pluie de grêlons. La dame au chapeau vert se retourne et nous sourit. C'est plus fort que lui. Je pense que c'est sa queue qui le dirige, pas sa tête. Ça me dégoûte. J'espère plus tard ne pas être comme lui. Passer d'un homme à l'autre, comme lui et ses maîtresses. C'est pourtant ce que je ferai avant de rencontrer Laurent.

La dame au chapeau vert se retourne encore. J'ai envie de lui balancer mon croûton de pain au visage. Papa lui adresse quelques mots, de l'humour je suppose, la dame rit.

J'aimerais disparaître sous la table. J'ai honte d'être assis à ses côtés. J'en veux à cette dame de ne pas l'avoir remis à sa place.

Je n'arrive pas à me rappeler la fin du dîner. Je suis peut-être rentré à pied chez moi. Lui s'est sans doute engouffré dans un taxi, avec la dame au chapeau vert. Ou bien chacun est rentré de son côté, comme les points cardinaux sur une boussole. À chacun son orientation sexuelle, comme dirait Gros Jacquot, mon ami québécois.

1979. Geneviève me doit de l'argent. Le chèque qu'elle m'a laissé avant de partir à Montréal est en bois. Je demande à Alain, mon ami du cours Charlemagne, de m'accompagner au Bus Palladium, un club du IXe arrondissement où ma sœur a ses habitudes. Je sais qu'elle y laisse un trousseau de clés. Alain connaît Cathy, la fille à l'entrée. Il lui fait du gringue tandis que j'entre dans la boîte et passe sous la caisse. Le tiroir n'est pas fermé à clé. J'ai peu de temps. À l'intérieur, des papiers, de la monnaie, quelques billets de cent francs et le nom de Geneviève écrit sur le trousseau que je fais disparaître dans ma poche. Cathy et Alain entrent à leur tour. Je suis déjà ressorti de l'autre côté de la caisse et je sifflote en regardant Alain qui me sourit. Nous quittons peu après le club et remontons la rue Fontaine jusqu'à l'immeuble où Geneviève occupe un appartement loué par sa maison de disques. Je n'y suis jamais allé. Ce n'est pas qu'on soit fâchés mais elle est très prise par ses tournées. J'en fais rapidement le tour. Un grand canapé en cuir, une table et quatre chaises, un grand lit, un frigidaire, un four. Je décide de tout vendre en passant une annonce dans *Libération*.

Quand je retourne rue Fontaine pour préparer les ventes, je suis surpris par Évelyne/Laura, qui a aussi un jeu de clés de l'appartement. Je ne l'ai pas vue depuis un certain temps. Elle me demande ce que je fais là. Je lui réponds que cela ne la regarde pas. Le ton monte. Elle me traite de « sale petit con », à quoi je réponds par « sale pute » tandis qu'elle s'enfuit par l'escalier. Je me penche au-dessus de la rampe : « C'est ça, casse-toi, connasse ! » Je me dis que papa va être furieux, mais il ne se manifeste pas.

Je vends le frigidaire, la table et les quatre chaises.

Au bout du fil, la voix du père est douce, presque hésitante. Il me dit qu'on doit parler, que ça n'a pas toujours été facile entre nous. J'ai envie de lui dire que je l'aime aussi mais je n'arrive pas à faire sortir ces mots-là de ma bouche. Je suis comme anesthésié. Je lui donne rendez-vous chez moi, rue Eugène-Manuel.

Il entre, vêtu d'un grand manteau beige qu'il n'enlève pas tout de suite. Son visage est neutre, je n'arrive pas à lire ses émotions. Il prend place dans le fauteuil à roulettes et défait les boutons de son manteau. Il en retire de sa poche une feuille qu'il déplie et me lit : objet après objet, il dresse l'inventaire de tout ce qui se trouve chez Geneviève.

Je ne comprends pas tout de suite.

Il m'explique qu'il a tout payé et que tout lui appartient. Si j'ai vendu quòi que ce soit, je lui dois donc de l'argent.

Je sens la caresse d'un poignard dans mon dos. Moi, j'ai tout acheté chez moi, même ce fauteuil à roulettes sur lequel il est assis. Il ne m'a pas aidé.

Je me lève et le lui dis.

« Tu es ici chez moi. Je te demande de quitter les lieux. »

Il se dresse à son tour, referme son manteau beige, regarde autour de lui, puis, soudain, me pousse si violemment de la main que je perds l'équilibre et m'effondre, me retrouvant à terre. Il me frappe, plusieurs fois, avec son pied, au visage, dans le ventre, dans les côtes. Il porte des chaussures en cuir de luxe. L'une m'a cassé une dent. Il me relève de ses deux mains et me gifle avec une telle puissance que je sens le goût du sang dans ma bouche. Puis son poing s'enfonce dans mon ventre et me fait perdre le souffle. Tandis que je suffoque, plié en deux, son pied fauche les miens et je retombe au sol. Il m'y maintient, sa chaussure en cuir enfoncée dans mes côtes, attrape le fauteuil à roulettes et menace de me défoncer le crâne avec si je ne m'excuse pas d'avoir insulté la femme qu'il aime. Je n'ose pas demander laquelle. Le fauteuil à roulettes est au-dessus de ma tête, prêt à la fracasser. Il en est capable, je le sens. Je m'excuse. Il dit qu'il n'a rien entendu et qu'il va falloir que je le crie. Je m'exécute. Il me remercie par un coup de chaussure en pleine figure.

J'ai du mal à garder les yeux ouverts. Papa se détache de moi. Laisse tomber son manteau beige. Et s'intéresse à mon appartement. Il arrache le meuble Roche Bobois qui court le long de mon mur, face à moi, et peu à peu je me trouve recouvert de livres, de verres brisés, d'assiettes ébréchées. Il en faut, de la force, pour défaire tous ces pas de vis plantés sur les longues tringles en métal qui ne lui résistent pas. Il attrape ma machine à écrire et la lance contre le miroir au-dessus de la cheminée. Le verre se fend en deux. Puis il la fracasse au sol et la piétine avant de revenir vers moi. Ses mots entrent en moi comme une lame. *Tu ne vaux rien. Tu ne feras jamais rien de ta vie. Tu es une merde.*

J'ai mal au crâne, au ventre, à la bouche. Ma lèvre est fendue. Ma dent cassée me fait mal. Je suis incapable de dire un mot. Quand j'essaie, le sang afflue et déborde, mes paroles se noient dedans. Son visage à lui est aussi rouge que la laque qui recouvre les murs de ma chambre. Ses yeux sont injectés de sang. Même dans les pires hôpitaux psychiatriques où je séjournerai, jamais je ne croiserai un regard pareil. Aussi fou. Un dernier coup de savate au visage m'achève. Je perds connaissance.

La suite me sera racontée par un médecin de l'hôpital qui fait face à mon immeuble et où un anonyme m'a déposé. J'habite un rez-de-chaussée. Papa a aussi brisé les fenêtres, qui ont laissé d'importants éclats de verre sur le trottoir et dans mon studio. Cet inconnu déclarera m'avoir aperçu dans une mare de sang et recouvert de débris divers. Il a enjambé la fenêtre, est venu vers moi, a tâté mon pouls. Puis il m'a dégagé de tout ce qui me recouvrait, m'a hissé sur son épaule, est ressorti par la porte ouverte, a traversé la rue et m'a porté jusqu'à l'hôpital où il m'a déposé. Le médecin me dit aussi qu'il était couvert de sang, mais qu'il avait l'air de s'en foutre. Dans la précipitation, il a oublié, ou pas, de laisser son nom. Il voulait juste que je vive. Je n'ai jamais douté que les anges existent. Depuis, cet hôpital a été rasé. Il n'existe plus que dans ma mémoire, tout comme cet ange sans visage.

Trente ans plus tard, nous irons, Laurent et moi à Majorque, où j'ai passé toutes mes vacances d'été en famille pendant une dizaine d'années. Jeanne, ma grand-mère paternelle, connaissait ce village où, dans une pension assez modeste, elle avait passé les plus beaux étés de sa vie. C'était un hôtel tout en pierre tenu par une famille espagnole, posé sur une plage immense. Un charme fou, une architecture majorquine. Les touristes y reviennent chaque été, les enfants y grandissent, certains se marieront entre eux. J'y ferai du bateau, du tennis, de nombreuses lectures. Le matin, en apparaissant sur la terrasse du petit déjeuner, je dis bonjour à toutes les personnes présentes tandis que m'attend à notre table familiale une corbeille d'*enselmadas*, sorte de croissant local qui vous laisse une moustache blanche toute sucrée. Je me souviens encore de l'odeur ambrée de la crème solaire que maman nous appliquait, à Geneviève et moi, pour éviter les coups de soleil. Ceux-là font moins mal que ceux du père. Je me rappelle aussi la laque Elnett. Le soir, avant de sortir, elle vaporisait sa coiffure, agitant le flacon tout autour d'elle dans un nuage de brume qui s'estompait aussitôt, tout en chatouillant mes narines. Il y avait aussi la famille Delaporte et leurs quatre enfants, si beaux, si sportifs, et Muriel, dont j'étais tombé amoureux et à qui j'écrirais des lettres enflammées des années durant. Mais ce sera Véronique que j'embrasserais au Flipper, en remontant à pied la route derrière l'hôtel.

L'hôtel a été entièrement reconstruit. Plus de pierres majorquines, plus de terrasse, plus de bar en acajou. C'est devenu un hôtel pour adultes. Au revoir, les enfants. Le Flipper et la route derrière l'hôtel ont disparu eux aussi. Une guirlande de boutiques de luxe les a remplacés. « Certaines chambres ont même leur jacuzzi », s'enorgueillit le gérant. Je n'ai pas non plus reconnu la plage, raccourcie de moitié, ni les quelques architectures allemandes que nos parents critiquaient tant, à présent noyées dans un déferlement d'habitations qui s'étendent à perte de vue.

Nous sommes retournés à notre hôtel un peu vieillot, avec sa petite plage et ses beaux transats bleus. Une après-midi où je finis d'y lire un roman, Laurent est rentré plus tôt dans notre chambre. Quand je l'y rejoins, je remarque aussitôt sa tête des mauvais jours. Il vient de recevoir un coup de fil d'Éliane, qui travaille avec nous à l'agence. La mairie de Montluçon l'a appelée pour lui annoncer le décès de mon père. Montluçon ? Je le croyais à Vichy. Aurait-il déménagé entre-temps ? Ma première réaction est de penser à mes vacances ici à Majorque, que je n'ai pas du tout l'intention d'écourter. J'appelle Geneviève à Montréal, qui accuse le coup et me demande de ne surtout pas en parler à maman. Je crois que nous l'aurons toujours protégée du pire, ma sœur et moi, nous oubliant au passage. Elle s'étonne toutefois qu'Évelyne ne nous ait pas prévenus. Elle envisage déjà de prendre son billet d'avion. Je propose d'appeler d'abord ma belle-mère et de décider ensuite. Je tombe sur le répondeur et n'ose pas parler du décès de papa. Je demande simplement si papa va bien. Ce que je ne fais jamais. Puis je pars dîner avec Laurent. En rentrant, je trouve un message de ma demi-sœur, Marie-Diane. Elle nous assure que de leur côté tout le monde va bien, contrairement à nous apparemment. Elle pensait pourtant que nous étions guéris, avec tous ces hôpitaux, malheureusement il faut se rendre à l'évidence, nous sommes, ma sœur et moi, toujours aussi dingues. Pendant des semaines, ma belle-mère va m'envoyer des photos de mon père que j'effacerai sans les voir. Je contacterai la mairie de Montluçon, qui niera avoir appelé Éliane à l'agence.

Une farce, donc. Une farce macabre. Très peu de personnes autour de moi connaissent l'histoire de mon père. C'est inexplicable. Je ne saurai jamais qui a monté cette mauvaise blague. La « mairie » qui a joint Éliane aurait précisé : « Dites bien à M. Paris de contacter sa belle-famille. » C'est la partie la plus troublante du message. Un proche n'aurait pas fait mieux. Je n'arrive pas à croire que cela vienne des miens. Le dingue se trouve forcément dans ma belle-famille. D'ailleurs, à mes yeux, elles n'ont rien de

« belles », cette famille et cette mère. Ma moche-famille. Ma moche-mère. Je les tiendrai encore plus à distance après cet épisode semblant sortir d'un mauvais scénario de série B.

Geneviève

Je nous revois, enfants, allongés sur le tapis rond du salon, face à l'écran noir et blanc de la télévision à trois chaînes. Nous avons grandi ensemble jusqu'à ma majorité à peu près, puis ma sœur s'est éloignée de moi pendant plus de trente ans, au Canada, à Montréal. J'ai adoré lui rendre visite après ma première dépression et ce pays, je l'avoue, m'a sauvé. J'ai même songé à y rester, ou du moins ai-je envisagé d'y réfléchir. Évidemment un séjour, particulièrement en été, ne donne pas un aperçu précis des conditions de vie en Amérique du Nord. Et quelles que soient les raisons qui ont poussé Geneviève à s'y installer, il lui a fallu aussi beaucoup de courage pour y faire sa nouvelle vie.

Les amis de ma sœur que j'ai rencontrés cet été-là m'ont plu aussitôt. Gros Jacquot, l'homme des bois, qui m'a emmené le voir jouer au hockey sur glace. Lulu, qui écrit des livres pour enfants et va souvent en parler aux petits Inuits sans savoir comment leur expliquer à quoi ressemble une perruche. Lulu est comme moi, désespérée et joviale. On ne va plus se quitter jusqu'à ce que je rencontre Laurent. On se promet de se marier ensemble si on est toujours seuls à cinquante ans. On va se retrouver partout, au Mexique, à Ibiza, à Sienne et à Venise. Elle est une sœur pour moi.

Geneviève aussi a eu des années noires. Pas comme les miennes, elle ne connaîtra qu'une seule dépression, qui disparaîtra un jour d'été, alors qu'elle est assise sur un ponton, le lac tout autour d'elle, le soleil au zénith. Elle fera de nombreuses tournées au Canada, ne ménagera pas sa peine. Mais la vie d'artiste est toujours provisoire. On ne sait jamais comment l'argent va rentrer. Les pâtes et le vin rouge, elle connaît. Les longues périodes sans contrats aussi. Elle produit elle-même ses albums et ils ne marchent pas toujours. Elle finira par créer des sites d'entreprises sur le Net pour mettre fin à sa vie de galère.

Geneviève aime les femmes. Elle a toujours eu de longues histoires avec ses compagnes. La toute première est restée sa meilleure amie. Je les trouve un jour au lit, alors que ma sœur s'imaginait seule avec Brigitte. Elles doivent avoir quatorze ans. Geneviève s'habille rapidement et me retrouve à la cuisine. Elle semble gênée et veut s'assurer que je n'ai pas été dérangé de les voir ainsi. Je dis à ma sœur que j'aime les hommes et nous en rions ensemble.

Sur une des rares photos sépia que nous avons gardées, je suis dans ses bras ; je dois avoir trois ans peut-être, elle veille sur moi, assise dans un fauteuil en osier. Nous avons deux ans et demi de différence. À l'âge adulte, ce n'est rien. Mais enfants, puis adolescents, nous ne fréquentons pas les mêmes amis. Geneviève est très mûre pour son âge. Elle sait très tôt qu'elle veut être guitariste et chanteuse. Moi, je veux être pompier, policier, ou petit rat de l'Opéra à cause d'un feuilleton à la télévision, *L'Âge heureux*, avec Odette Joyeux[1]. Je la juge indépendante, un peu égoïste ; surtout, elle est trop loin pour que je la voie régulièrement.

Je retourne deux fois à Montréal. La première fois, en hiver. Je pars avec Gros Jacquot couper le sapin dans la forêt. Un Noël magnifique dans un chalet loué du côté des Laurentides. Des guirlandes avec des peaux d'orange séchées. Des repas joyeux. De grandes marches dans la forêt. Des descentes en luge aux chutes inévitables et drôles. Mais en fait, je passe plus de temps avec Gros Jacquot et Lulu. Je recherche leur compagnie à tous les deux plutôt que de rattraper le temps avec Geneviève. Je sens, peut-être à tort, que nous évitons de parler des sujets qui troublent. Ce n'est qu'affaire de sentiments, le chèque en bois a été remboursé depuis longtemps. C'est plutôt une question de pudeur entre nous.

Bien sûr, Geneviève vient à Paris, une fois par an, quand ses finances le lui permettent. Depuis l'un de ces séjours, la parole entre nous s'est libérée. Elle me fait écouter les chansons de son nouvel album. Sa voix est magnifique. Je lui offre mon dernier livre.

Je retourne à Montréal une dernière fois avec Laurent au début de notre rencontre. C'est un été qui ressemble à l'automne. Sur les plages de la Gaspésie, nous sommes en pull et la plupart du temps nous nous réfugions dans un chalet qui propose de magnifiques gaufres aux fruits frais. Le Canada n'est plus le pays enchanteur qui m'a sauvé dix ans auparavant. À l'avenir, nous choisirons d'autres destinations.

Je me souviens d'un soir, à Paris, où nous sommes tous réunis chez maman pour ses quatre-vingt-quatre ans. Geneviève m'a demandé d'apporter une nappe. Je n'ai pas trouvé le temps d'en acheter une. À un moment, je ne sais plus comment, la conversation prend un tour plus incisif et Laurent s'emporte. Après avoir insulté Geneviève, il s'en prend à maman, lui reprochant de ne jamais s'être intéressée à tout ce que j'ai pu faire dans ma vie. Laurent me vole mes mots. Maman se tient droite, indignée, invitant Laurent à se calmer sans nier ce qu'il vient de dire. Je ne me sens pas plus grand qu'un garçon en culotte courte. Je ne cherche pas à apaiser Laurent, je laisse ses mots dépasser ma pensée. Sa colère est la mienne. Lui l'exprime, moi non. Il me défend bec et ongles, comme si je n'étais pas là. Toute cette scène me paraît surréaliste. Je prends conscience de l'amour de Laurent. Nous partons tous les deux, sans même attendre que maman ouvre son cadeau, abandonné dans son assiette, son sempiternel parfum de chez Guerlain.

Trois ans passeront avant qu'on se revoie, maman et moi. Je me souviens d'un soir où nous l'avons invitée dans un restaurant en bas de chez nous. Je suis en pleine dépression et je ne veux pas qu'elle le sache. Elle repartira, ce soir-là, en nous disant que c'est une des meilleures soirées qu'elle ait passées depuis longtemps. Pari réussi. Sourire de clown.

Tout bascule en 2015. Ma sœur m'appelle, ce qui n'arrive jamais. Elle m'annonce qu'elle est très malade, une vilaine hépatite C, et qu'elle vient se faire soigner en France. Je suis chargé de trouver une voiture pour aller la chercher à l'aéroport et l'emmener à Cochin. Ma cousine Joëlle est avec nous, ce qui ne facilite pas les choses puisque nous ne nous parlons plus, à cause d'une brouille dont je ne me souviens même pas. Laurent m'accompagne.

À l'aéroport, Geneviève est méconnaissable. Sa tignasse plus blanche que brune. Son corps amaigri, tassé dans un fauteuil roulant. Elle nous fait un signe de la main, avec un sourire de polichinelle. Dans la famille, on sait donner le change. Le trajet me paraît interminable. Ma cousine engage la conversation. Tous nos regards sont tournés vers Geneviève, qui doit rester allongée et fournit visiblement de gros efforts pour ne pas nous montrer qu'elle souffre.

À partir de là, j'irai la voir chaque samedi, qu'il pleuve ou qu'il neige. Je vais rattraper les trente années derrière nous. Me rapprocher d'elle comme je ne l'imaginais pas. Je la trouve si courageuse. Elle se trouve chanceuse. Elle ne se plaint pas quand le coma l'emporte quelques jours, avec l'impossibilité de formuler des phrases compréhensibles au réveil et pour plus de quarante-huit heures. Elle ne dit rien quand ses os se brisent dans le dos. L'ostéoporose qu'il faut soigner en cimentant les vertèbres. Elle porte un corset en plastique du menton au nombril. Ma cousine se démène avec l'administration française et finit par boucler le dossier qui permettra à Geneviève de récupérer ses droits à la Sécurité sociale. Pour cela, elle a dû renoncer à sa protection sociale canadienne. Il faudra plus de six mois pour que le dossier soit validé et que Geneviève ait enfin accès au sofosbuvir et au daclatasvir. Le traitement sur six mois coûte cent vingt mille euros. Il lui était impossible de le suivre au Canada, où il n'est pas remboursé. Une greffe du foie est envisagée. Le 21 septembre, les médecins doivent lui indiquer le mois probable de l'intervention. On imagine février, mars ou avril. Mais le donneur est trouvé dans la nuit du 20 septembre. Geneviève aura juste le temps de me prévenir par texto.

Elle passe au bloc opératoire et y reste vingt-trois heures. Trois chirurgiens se relayent. Dès que les visites sont autorisées, je vais la voir en soins intensifs. Elle est assise, dissimulée par des draps blancs. Seul son visage tuméfié dépasse. Ma première image est celle d'une naine. Je m'inquiète des croûtes sur son visage. Je reste peu de temps. Elle fatigue vite. J'attendrai qu'elle rejoigne une chambre pour rester plus d'une heure. Fini les comas. Il faut patienter pour savoir comment prend la greffe. Une patiente avec laquelle Geneviève a sympathisé n'a pas survécu à la même intervention. La vie, comme la mort, n'a rien d'équitable. Je mesure l'ampleur de l'opération et de ce qu'elle va encore endurer. Elle ne craquera qu'une fois face à moi, en essayant de retirer ce corset qui l'oppresse. Elle dira juste : « Je n'en peux plus », en pleurant dans un mouvement de tête. Une seule larme. Un geste de la main pour dire « c'est fini ».

Je continuerai à venir la voir, malgré l'ultime dépression que je soigne à la force du mental. Se rendre à l'hôpital est un calvaire pour moi. Ces longs couloirs. Cette odeur si particulière qui me donne la nausée. Mais je dois bien ça à ma sœur. Même si elle me dit : « Si c'est trop dur pour toi, ne viens pas. Je comprends, tu sais. »

Nous voilà face à face, frère et sœur de douleur, pleins d'empathie l'un pour l'autre, heureux d'être ensemble. Je lui apporte régulièrement des jus de fruits Innocent par dizaines de bouteilles que je laisse à l'infirmière. Par les portes entrouvertes, j'aperçois des patients plus âgés se faire soigner du même mal. Je vois des visiteurs aussi, embarrassés par leurs manteaux. Des patients descendus au rez-de-chaussée fumer leur cigarette. Les infirmiers. Des malades qui s'accrochent à leur perfusion et déambulent dans les couloirs. Des familles qui attendent le médecin.

Face au bâtiment où se trouve ma sœur, il y a un banc. Dans ma période dépressive, j'irai m'y asseoir un instant, après chaque visite. Reprendre des forces avant de retrouver Laurent. Je m'attarderai aussi au café d'en face. Sorti de l'hôpital, je respire mieux, la vie est là, au-dehors, jamais elle ne m'a paru aussi belle. Aussi belle que nos limonades à la menthe et à la grenadine aux terrasses des bistros, chaque samedi, quand Geneviève quittera enfin les hôpitaux. Au parc des Batignolles, à suivre les canards dans l'eau. Autour du pâté de maisons, tandis que je tiens fermement sa chaise roulante et me rappelle Françoise Sagan à Granville. Et de semaine en mois, la voir abandonner peu à peu son fauteuil pour de longues marches, prenant appui sur sa canne, le dos presque droit.

Face à face, enfin, sans compter le temps, pour se reconstruire. Ensemble.

Covid-19

Le lundi 6 avril 2020, maman s'est endormie pour toujours. Peu après son anniversaire, avec l'aide de la morphine, pour ne plus se réveiller. J'ai pu lui parler la veille de son transfert à l'hôpital Georges-Pompidou, après une montée de fièvre et de la toux. Ce soir-là, en fin de journée, elle parlait peu, évoquait sa température et nos anniversaires à venir. Nous sommes nés à un jour d'écart, elle le 4 avril, moi le 5 et pas mal d'années plus tard… C'est la directrice de la villa T. qui m'a prévenue du transfert. Je n'ai plus réussi à l'avoir au téléphone une fois en milieu hospitalier. Elle a été admise vingt-quatre heures plus tard dans une clinique privée à Marne-la-Vallée. Un standard électronique qui mettrait toute patience à l'épreuve. Pas loin d'une vingtaine d'essais pour attraper une standardiste ou une infirmière. Toutes les institutions hospitalières ne sont pas munies d'une cellule réservée à la famille. Geneviève a pu lui parler. Un hasard. Une chance. Maman répétait « ma chérie » sans trouver d'autres mots. J'ai fini par avoir le médecin en ligne, impossible de retenir son nom. Épuisé, phrases incisives, il m'a laissé un léger espoir qu'elle puisse survivre à tout ça en me précisant qu'il n'était pas Dieu et qu'il ne décidait pas du sort de ses patients. Je me serais raccroché à n'importe quoi de toute façon pour qu'elle survive au Covid-19.

J'ai tenu un petit journal pendant le confinement et je me suis trouvé embarrassé face à ce drame. J'avais envie d'alterner entre gravité et légèreté, d'être le plus universel possible mais de m'impliquer le moins possible. J'ai parlé du départ de maman sans réfléchir à ce que j'écrivais vraiment. Je n'ai pas essayé de retravailler le texte. Je le voulais brut.

Maman est morte à quatre-vingt-quinze ans. Elle souffrait de vivre en Ehpad. Elle était malheureuse. Une vie fauchée net à cinquante ans quand mon père est parti, ce dont elle ne s'est jamais vraiment remise. Bien sûr son quotidien a été émaillé de petites joies, quand ma cousine Joëlle, ma sœur ou moi-même avons fait acte de présence et d'amour. Mais je décelais toujours une lueur de tristesse dans son œil. Un moment bref entre nous, passé si vite, où nous la laissions derrière nous, à l'abandon.

Elle est partie seule. Ni Geneviève ni moi n'avons pu nous déplacer à Marne-la-Vallée, confinement oblige. Et pour Geneviève, avec ses anti-rejets, un danger absolu. La crémation a eu lieu le vendredi 24 avril à Rungis, loin de ses enfants.

Je veux garder d'elle tous ces souvenirs un peu flous et toutes ces différences qui nous unissaient quand même. Je l'aimais. Pas toujours comme il faut. Mais je l'aimais. J'ai souvent été indulgent. Je lui ai tout pardonné. J'ai gardé de vieilles photos d'elle qui datent des années 1940 et 1950. En tailleur, au bout d'un ponton, une femme élégante et belle. Toutes nos mères sont belles. D'une manière ou d'une autre. Elle était fragile, bien plus que moi finalement. Elle s'est protégée à sa façon, elle s'est gainée au maximum. Elle en est morte, je crois. Ce Covid-19 s'est emparé d'elle, de son appétit d'oiseau, de son amour de la vie déjà enfui depuis plus de quarante ans.

Je n'ai pas pleuré quand j'ai appris qu'il n'y avait plus d'espoir. Ni le lendemain. Ni les jours d'après. Avec toutes ces années, je crois que j'ai réussi à gainer mes émotions. Pour le pire. Mais pas autant que maman. J'ai toujours laissé de la place à l'imprévu, à l'insouciance, à tous ces bonheurs simples qui m'ont fait battre le cœur et m'ont aidé à me sentir plus vivant encore.

Geneviève et moi avons opté pour le columbarium au cimetière du Père-Lachaise. Le 7 juillet dernier, nous étions une petite dizaine face à l'emplacement 6513. Le soleil faisait scintiller les plaques de marbre tout autour de nous. Avec Geneviève, nous avons saisi l'urne à quatre mains et l'avons insérée en cette niche, scellée par un marbrier. Au columbarium, la mort semble joyeuse. Un au revoir inattendu. Pas de messe, quelques fleurs. Mais une place de choix en chacun d'entre nous.

Des nouvelles du père

Le 27 août dernier, mon père a été admis dans un hôpital à Vichy pour un séjour de longue durée.

Il a quatre-vingt-dix ans, ne reconnaît plus sa femme.

Geneviève et moi avons reçu un courrier de cette institution, nous rappelant l'article 205 du Code civil, stipulant que « les enfants doivent des aliments à leurs père et mère ou autres ascendants qui sont dans le besoin ».

Nous décidons de prendre conseil auprès d'un avocat. Et de donner ce que nous pouvons, Geneviève et moi, dans la limite de nos revenus. Plus soudés que jamais, ensemble face à l'adversité.

Renaître à la vie

Le hasard n'existe pas. Il n'est qu'une succession de faits qui s'entrecroisent. Au moment où je tente de mettre un point final à ce livre, je me sens orphelin. Je pense à cette image de Vincent Lindon, à Cannes, en 2015, qui reçoit un prix d'interprétation pour *La Loi du marché* de Stéphane Brizé. Après les remerciements d'usage, il a cette merveilleuse phrase à propos de ses parents : « Et aussi une pensée pour ma maman, qui n'est plus là, et pour mon père, qui n'est plus là. Quand je pense que j'ai fait tout ça pour qu'ils me voient et ils ne sont pas là… » J'en ai été ému aux larmes. Au fond, tout ce que j'ai pu faire dans ma vie, je ne l'ai pas seulement fait pour moi mais aussi pour eux. Et aujourd'hui, aucun des deux ne lira ce livre.

Tout au long de ma vie, j'ai eu des parents de substitution, enfant, adolescent, même adulte. Pareil à ces insectes attirés par la lumière, je me suis grillé sur ces néons, car au fond rien ne remplace la famille originelle.

Je n'ai pas honte du père ni de la mère que j'ai eus. J'ai grandi à travers eux, malgré eux. J'ai trébuché plus d'une fois, mais je leur rends grâce de m'avoir fait naître et élevé à leur manière. Je n'écoute pas toujours les conseils qu'on me donne, pas plus que je n'ai suivi les leurs. Je préfère m'en tenir à mon instinct. Toute ma solitude, enfant et adolescent, m'a permis de trouver à l'extérieur des personnes qui m'ont, elles aussi, élevé, mais cette fois-ci vers la lumière. Je leur dois d'être un homme heureux aujourd'hui. Même les gens normaux ont droit au bonheur.

Geneviève aussi, qui bientôt n'aura plus besoin de sa canne. Elle vient de passer quelques jours à Deauville, sans lit médicalisé, sans fauteuil roulant. C'est le moment pour chacun de nous deux de tourner le dos au passé et de renaître à la vie.

J'aime

Écrire. Les carottes râpées. Les gaufres de chez Meert. Les voitures décapotables. Sentir la tiédeur du sable sous mon pied nu. Le soleil. La mer. Les couchers de soleil à Key West. Le Malabar rose. Les crocodiles Haribo et les fraises Tagada. Les cachemires d'Uniqlo ou ceux de Monoprix. Ralph Lauren. Le Coca zéro. Un verre de citron fleur de sureau. Le café et le croissant. Le pain aux olives à Almyrida. Les palmiers. Les cannelés. Les lits de plage en bois avec un matelas épais. Les îles. Les taxis de Capri avec leur toit flottant. Nager dans une eau transparente. Les piscines olympiques. Quand Nathalie Rheims me demande comment on va « vraiment », Laurent et moi. Le club sandwich (celui d'Hermès ou du Coffee Parisien). Me balader au Bon Marché à la recherche d'un cadeau pour Laurent. Les roses et les pivoines. Lire Monica Sabolo. Les glaces au pamplemousse de Grom. Regarder la télé avec mes lunettes de vue de soleil. Croquer un Esquimau en regardant la pub au cinéma. Les films catastrophe et les comédies anglaises ou italiennes. Les films de science-fiction américains. Le cinéma suédois et chinois. Laisser du sable dans les livres que je lis. La danse. Les comédies musicales des années 1950 à 1960. Gene Kelly et Fred Astaire. La simplicité. La gentillesse. Le service dans certains vieux hôtels parisiens. Jouer au « ramiGilles ». Le cache en cuir pour dissimuler les paquets de cigarettes et leurs photos atroces. Faire des couettes en tournant les mèches de Laurent tandis que nous regardons un film (il déteste). Qu'on me dise que je suis sexy. Les safaris (j'ai hâte d'en faire un avec Laurent). Traîner dans les aéroports avant de décoller. Collectionner le sable des plages où je suis allé avec Laurent. Le poisson cuit à la vapeur. Les sushis. Les vapeurs chinois. Manger avec des baguettes. Aller seul au cinéma. Prendre un repas à une terrasse de café ensoleillée. Me répéter qu'il ne nous arrivera rien de mal. Revoir avec autant de plaisir des amies que je ne vois pas assez comme Michèle Halberstadt ou Alexandra de Broca. Prendre le train. Être reconnu dans une librairie. Porter mes lunettes de vue de soleil quand il fait gris. Nos valises vert clair et orange de chez Delsey. Quand Laurent les prépare à ma place ainsi que nos repas. Dormir. Sentir que je pars en commençant une sieste. Les porte-clés encombrants pour ne pas perdre mes clés. Faire le sapin de Noël avec Laurent. Quand on se parle en oubliant volontairement certaines lettres de l'alphabet comme le r ou le h et dire « mou-ir ». Prendre un petit déjeuner au Hibou avec l'éditrice de ce livre, Véronique de Bure. Téléphoner à Janine Boissard pour lui dire qu'on s'en va à la Foire du Trône et se faire poursuivre à la hache en sortant du train fantôme. Faire une surprise à Laurent. Boire mon orange pressée dans des verres que Laurent a volés au Mexique. Ajouter de l'eau au café pour le boire en une lampée. Les bougies Dior Bois d'argent ou Diptyque Figuier. Nager avec des dauphins au Mexique. Écrire. Les couleurs du ciel en montagne. Les photographies en noir et blanc. Les séances de sport avec Maxime, place Saint-Sulpice. Préparer mes playlists à La Palette. Les feux d'artifice. L'Eau de citron noir d'Hermès. Ne pas être à découvert sur mon compte en banque. Les herbes dans les vinaigrettes. La couleur du lait grenadine. Les chemises bleues, unies, à carreaux, à rayures. Le Copacabana Palace à Rio. Les pélicans sur la plage au Mexique. Les cocktails de fruits dans d'énormes pastèques à Xcaret. Faire un câlin avec Franklin, qui mord sans jamais me faire mal. Être surpris par Laurent. Le poulet salade. Les photographies et vidéos de Ronaldo Aguiar. Le foie de veau rosé. La purée maison. Le steak tartare à La Closerie des Lilas. Le Get 27. Un Bloody Mary et le limoncello, que je prends en vacances (quand je ne suis pas sous antidépresseurs). Les cheveux bleus de Courgette dans le film de Claude Barras. Quand Laurent chante ou fait l'andouille. La salade César. Lire. Que Jules, mon assistant, soit toujours mon premier lecteur et qu'on en discute ensemble. Rentrer à la maison les bras chargés de paquets. Les échanges avec Alvaro pendant le Covid-19. Écouter en boucle des morceaux de musique qui me donnent envie d'écrire. Réécouter des airs comme *September* d'Earth Wind and Fire ou *Let's Get Loud* de Jennifer Lopez, qui me donnent envie de danser. Chantonner dans la rue. Dresser la table quand on fait un dîner à la maison et m'occuper des éclairages. Quand j'attends les premiers invités ou quand les derniers s'en vont. L'orange d'Hermès. Le sourire de Robin Williams. Et celui de Julia Roberts. Le mot « bienveillant ». Les courants d'air quand il fait trop chaud. Marcher à New York. Le frigidaire plein. Les étoiles filantes. Ouvrir un œil sous le soleil et faire le décompte des jours de vacances qu'il me reste. Les barbes d'une semaine. L'élégance. Le mystère. L'allure de Daniel Craig. Les photographies de George Hoyningen-Huene. Les étés à Almyrida Sands où j'écris avec bonheur. Les barbecues de Cécile et Jean-Pierre. Les instants avec Clément. Les week-ends à Houlgate avec Fanny et Marianne – les jumelles de Janine. La Cinquième Avenue à Playa del Carmen. La musique de Satin Jackets, Ananda Project ou Todd Edwards. L'empreinte du pied que je laisse sur le ponton en sortant de l'eau. Le compte Instagram de Reese Witherspoon. Le mot « chips ». L'odeur de l'herbe coupée. Les dîners aux bougies. Être photographié par Didier. Pique-niquer derrière le Chalet au bois de Boulogne. Parcourir Paris avec Olivier. Me pincer le nez quand je mets la tête sous l'eau. Les sorbets à l'orange de Marks & Spencer. Les salades composées que prépare Laurent, l'été. La clim dans la chambre quand il fait plus de quarante degrés à l'extérieur. La plage Tsunami à Almyrida. Mon ordinateur portable rose sur lequel j'ai écrit cinq livres. Les peluches. David Suchet quand il joue Hercule Poirot. Steve McQueen en short. Mettre mes écouteurs dès que je sors de chez moi. La confiture à l'orange. Les dîners de Michel. Danser avec Franklin qui n'aime pas ça. Les tatouages d'Hugues. Préférer une personne dans un couple. Me faire tailler la barbe par Petar. Danser dans les rues la nuit. Écrire.

Notes

Huit dépressions en trente ans de vie

1. Éditions Don Quichotte, 2012 ; J'ai lu, 2014.

Vol au-dessus d'un nid de coucou

1. Film de Miloš Forman, 1975.

La vaines tentatives

1. Utilisés principalement pour traiter les troubles psychiques, les sels de lithium ont des effets toxiques sur les reins qui peuvent mener à une insuffisance rénale chronique.

Une malédiction ?

1. Point-virgule, 1991 ; rééd. Seuil, « Points », 2012.
2. Héloïse d'Ormesson, 2014 ; J'ai lu, 2016.
3. Gallimard Jeunesse, « Giboulées », 2019.
4. Plon, 2002 ; J'ai lu, 2003.
5. Dans *Un couple, une ville*, Charleston, 2019.

Certains cœurs lâchent pour trois fois rien

Le moment où tout bascule

1. Gallimard, 1982.

Un semblant d'équilibre

1. Robert Laffont, 1948.
2. Film de Luc Besson, 1988.

Ma vie en pas chassés

1. Julliard, 1954.
2. Julliard, 1968.

Et la musique dans tout ça ?

1. Gallimard, « Haute enfance », 2018.
2. *Manhattan Story*, Fayard, 2003.

Money, money, money

1. Gallimard, 1985.

Le tire-fesses

1. Créée par David E. Kelley, 2017 ; d'après le roman de Liane Moriarty, Albin Michel.

Geneviève

1. *L'Âge heureux* est un feuilleton télévisé français en huit épisodes de vingt-six minutes, réalisé par Philippe Agostini, créé par Odette Joyeux d'après son roman *Côté jardin, mémoires d'un rat*, écrit en 1951, diffusé à partir du 12 février 1966 sur la première chaîne de l'ORTF.

Table

Certains cœurs lâchent pour trois fois rien

NORD COMPO
multimédia

Composition et mise en pages
Nord Compo à Villeneuve-d'Ascq

CET OUVRAGE
A ÉTÉ ACHEVÉ D'IMPRIMER
SUR ROTO-PAGE
PAR L'IMPRIMERIE FLOCH
À MAYENNE EN DÉCEMBRE 2020

N° d'édition : L.01ELKN000800.N001. N° d'impression : 97413
Dépôt légal : janvier 2021
Imprimé en France